면역력을 올리고 내장 지방을 잡는

기적의 ABC주스

면역력을 올리고 내장 지방을 잡는

기적의 ABC주스

유병욱 지음

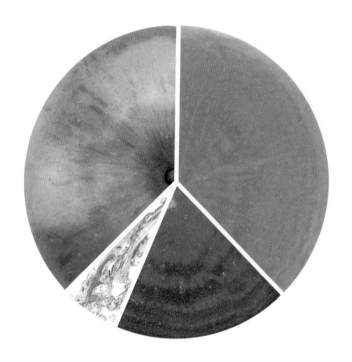

Booksgo

쑥과 마늘 대신
ABC주스 먹고 사람 되자

"내 나이가 어때서~ 사랑하기 딱 좋은 나인데"

유행가 가사처럼 100세 시대인 지금 '나이는 숫자에 불과하며, 나이와 상관없이 하고 싶은 것에 도전하는 것을 두려워하지 않고 활발한 사회 활동과 취미 생활을 향유하고 있는 사람들이 많다.

특히 예전에는 노년층으로 불렸지만 지금은 '신중년층, 오팔 세대'OPAL(Old People with Active Lives의 약자로 2002년 일본에서 처음 소개된 개념. '58년생 개띠'의 '58'과 발음이 같으며, 5060 액티브 시니어 소비자들의 다채로운 행보가 모든 색을 담은 보석인 '오팔'과 닮았다는 의미)라 불리는 5060 세대는 은퇴 후에도 새로운 일자리를 찾고 젊은 생활을 유지하며 살아간다. '다리가 떨릴 때 다니면 힘드니 가슴이 떨릴 때 다녀야 한다'는 이야기도 있다. 이렇게 새 일자리에 도전하고 활발한 여가 생활을 즐기기도 하는 지금 우리가 신경 써야할 것은 더 이상 나이가 아닌 '건강'이다.

계절마다 특정 음식이 유행하고 어디에 좋다, 어떻게 먹어야 한다는 등 각종 매체에서 광고를 한다. 정말 그런 음식들이 좋은 것이 맞을까?

음식의 성분과 질병의 관계에 대해서는 하루에도 수십 편의 논문들이 쏟아져 나오고 특정 성분과 관련된 상품들은 알약이나 주스 등 다양한 형태로 출시된다. 정말 특정 음식이 우리가 앓을 수 있는 질환들을 예방하는 데 도움이 될까?

특정 재료에 포함되어 있는 특정 성분은 섭취 후 바로 효과가 나타나는 것은 아니지만 우리가 느끼지 못하는 사이에 가장 작은 단위인 세포에서부터 변화를 일으킨다. 이 작은 변화는 가벼운 두통이나 근육통, 고혈압, 당뇨, 심혈관 질환, 수면 장애 등을 예방한다.

이 말은 반대로, 인스턴트 음식과 같이 몸에 좋지 않은 음식들을 섭취하면 음식 안의 독성 물질이 체내에 조금씩 쌓이고 세포부터 변형이 일어나 만성 염증이 생기는 등 각종 질병을 일으킬 수 있다는 것이다.

몸에 좋지 않은 음식을 섭취하면 '건강의 적'이자 '공공의 적'으로 꼽히는 체지방과 비만이 늘어 난다. 이 책에서는 건강하고 행복한 삶에 영향을 미치는 체지방과 비만에 대해 알아보고, 이미 잘 알려진 ABC주스 뿐만 아니라 양배추와 바나나를 사용하여 만드는 ACC주스와 BBC주스에 대한 내용까지 담고자 노력하였다. 좀 더 행복하고 건강한 삶을 위해 어떻게 건강관리를 하면 좋을지에 대한 객관적이고 안심할 수 있는 내용을 전달하고자 오랜 시간 고민하고 또 고민하였다.

　　고조선 시대, 호랑이와 곰은 사람이 되기 위해 어두운 동굴에서 100일 동안 마늘과 쑥만 먹으며 버텼고, 결국 곰은 37일 만에 사람이 되었다. 우리는 이미 사람이니 ABC주스와 ACC주스 그리고 BBC주스를 먹으면 좀 더 건강한 사람이 될 수 있을 것이다.

　　곰도 했는데 우리라고 못할까. 우리도 할 수 있다.

순천향대학교 부속 서울병원

가정의학과 교수

유병욱

PART 05
ABC주스가 우리 몸에 주는 선물

Q&A
닥터유가 알려주는 ABC주스의 궁금증

APPLE

BEET

CARROT

PART 01

나의 지방은
건강한가

지방,
제대로
알고 있는가

기름진 음식을 보면 '지방 덩어리', '살찌겠다', '몸에 안 좋겠다'는 생각을 먼저 한다. 하지만 지방은 탄수화물, 단백질과 함께 3대 영양소의 일환이다. 지방은 생체 내에서 이용할 수 있는 에너지원으로, 살아가면서 여러 기능을 유지하는 데 중요한 역할을 한다. 몸에서 사용되지 못하고 남은 지방은 비상시 에너지를 쓰기 위해 대비용으로 저장된다.

사람들은 매년 새해가 되면 헬스장으로 달려가 몸무게와 체지방량을 확인하고 체지방을 없애기 위해 열심히 노력한다. 그러나 1년 치 헬스권을 끊어 두고 바쁘다, 피곤하다는 핑계로 헬스장은 우리 기억 속에서 잊혀진다. 그래서 헬스장은 우리의 기부금으로 운영된다는 우스갯소리가 있나 보다.

우리가 그렇게 없애고 싶어 하는 체지방은 어떤 지방일까? 우리는 체지방이 정확히 무엇인지도 모른 채 싸우려고만 한다. 지피지기면 백전백승이라는데 지방이 무엇인지, 어떻게 구성되어 있는지 알면 내 몸의 지방을 곧 정복할 수 있을 것이다.

체지방이란 몸속에 있는 지방의 양을 뜻한다. 보통 성인 남자는 체중의 15~20% 정도, 성인 여자의 경우 20~25% 정도의 체지방을 가지고 있다. 2018년 국가통계포털 통계를 보면 만 19세 이상 성인의 34.6%가 비만인데, 이중 남자 42.8%, 여성 25.5%가 비만이라고 한다. 특히 연령에 따른 복부 비만율을 살펴보면 50대 초반까지는 남성의 비율이 높지만 50대 중반부터는 여성의 비율이 높다.

왜 50대 중반부터는 특히 여성의 복부 비만율이 높을까? 여성은 폐경기 이후 여성 호르몬 불균형, 렙틴*의 분비 변화 등으로 인해 복부에서 지방을 합성하고 분해하는 과정에 이상이 발생하여 남성보다 지방이 더 쉽게 생긴다. 그래서 폐경기를 지난 중년

----

* 렙틴 지방 조직에서 분비되는 나선형 단백질로 시상 하부의 수용체에 작용해 식욕을 억제하고 에너지 소모를 증가시킨다.

여성의 뱃살이 늘어날 가능성이 높다.

　인간은 '호르몬의 노예'라는 말을 많이 한다. 호르몬에 따라서 우울하기도 하고 기분이 날아갈 듯이 좋아지기도 한다. 식욕이 넘쳤다가 식욕이 엄청 떨어지기까지 한다. 이렇게 우리는 호르몬의 흐름에 따라 일상을 보내는데 잘못된 식습관과 생활 습관으로 체내 호르몬이 불균형한 사람이 많다. 다이어트를 하려는 의지가 있어도 그동안의 생활 습관에 의해 만들어진 호르몬 분비에 따라 성공 여부가 좌지우지될 수 있기 때문에 우리 몸을 지배하는 호르몬을 이해하고 바로잡는 것이 중요하다.

　앞서 식욕 억제 호르몬인 렙틴에 대해서 언급했는데 반대로 배고픔을 느끼게 만들어 식욕을 유발하는 호르몬인 그렐린*도 있다. 적절한 체중을 유지하고 건강한 신체를 유지하기 위해서는 이 두 가지 호르몬이 균형을 잘 이루도록 해야 한다. 그렇기 때문에 호르몬을 안정시키는 것은 정신 건강을 지키는 것이다. 호르몬이 안정되면 건강한 정신으로 식습관과 생활 습관을 바꿀 의지를 더 굳게 다짐할 수 있다.

----

　* 그렐린　식사 직전 위장에서 분비되는 내분비물로 허기를 느끼게 하여 '공복 호르몬'이라고도 불린다.

성장 호르몬의 혈당 저장 창고인 허벅지 근육은 노화를 방지해준다. 물론 다른 근육도 중요하지만 운동에 관심이 있는 사람들은 허벅지 근육의 중요성에 대해 강조하고 또 강조한다.

허벅지 근육은 전체 근육의 약 30%를 차지하는데 특히 무릎에 하중을 분산해주어 충격을 흡수하는 역할을 한다. 앞서 언급한 바와 같이 당을 저장하는 가장 큰 저장소로 사용되기 때문에 당뇨와 허벅지 근육은 높은 상관관계가 있다. 근육은 당분을 글리코겐* 형태로 저장해 혈당이 급격하게 올라가는 것을 막는 역할을 하기 때문이다.

허벅지 근육이 발달되면 혈관의 탄력성이 좋아져 피가 뭉치는 혈전을 예방하여 지방과 노폐물이 쌓이는 것을 막는다. 허벅지 근육은 대사에 사용되고 남은 잉여 에너지를 지속적으로 태우기 때문에 적정 체중을 유지하는 데에도 도움이 된다.

허벅지 근육을 강화하기 위해서는 자전거 타기, 스쿼트, 런지 등 다양한 운동이 있지만 가까운 거리는 걸어 다니기, 지하철에서 서서 가기 등 일상생활에서 쉽게 실천할 수 있는 방법도 있다.

----

* 글리코겐 동물의 간장이나 근육 등에 들어 있는 동물성 다당류로 에너지 대사에 중요한 물질이다.

담배를 끊으면 금전적으로도 절약할 수 있다는 이야기를 한다. 그렇다면 살을 빼도 금전적으로 절약이 되는지 궁금해진다. 단순히 식비가 적게 들기 때문에 돈이 절약되는 걸까? 물론 그럴 수도 있겠지만 '의료비 지출 전망' 측에서 보면 아니다.

미국의 한 대학에서 20대에서 80대 사이의 사람들을 대상으로 체중에 따라 지출하는 의료 비용을 계산했다. 살이 찌면 당뇨나 심혈관 질환, 암과 같은 질병에 걸릴 위험성이 높아지기 때문에 이에 따른 의료비 지출이 늘어날 수 있고, 건강 악화로 인해 업무 능률이 떨어지게 되면서 월급에도 차이를 가져온다고 한다.

비만인 20대 여성이 다이어트로 정상 체중을 유지하면 미래에 약 3,919만 원 정도 절약할 수 있고, 40대의 경우 약 3,582만 원, 50대는 평균 4,133만 원 정도 절약할 수 있을 것이라고 보고했다. 즉, 나이가 들수록 체중 감량으로 얻는 금전적 이득이 크다는 것이다. 건강을 위해, 불필요한 의료비 지출을 막기 위해서 적정 체중을 유지하고 건강을 지키는 것이 중요하다.

체중 감량을 위해 본격적으로 체지방에 대해서 알아보자. 우리가 음식을 먹게 되면 우리 몸은 들어온 음식물을 에너지로 바꾸어 생각, 운동 등 각종 활동을 할 때 사용한다. 남은 음식물들은 '지방'이라는 형태로 저장되는데 지방은 크게 백색 지방과 갈색 지방 그리고 베이지색 지방이 있다.

‖ 갈색 지방

갈색 지방은 우리 몸에 많으면 많을수록 살이 빠지는 지방이다. 지방이라고 하면 뭔가 다 나쁜 것 같은데 살이 빠지는 지방이라니 도대체 무슨 말일까?

갈색 지방에는 철분을 다량 함유한 미토콘드리아*가 많이 있기 때문에 갈색을 띤다. 백색 지방에도 미토콘드리아가 있지만 갈색 지방에는 백색 지방보다 더 많이 있다. 또한 갈색 지방은 백색 지방 조직에서 원료를 공급받아 열을 발생시켜 신진대사를 활발하게 도와주고 에너지를 생성해낸다.

인체의 에너지 발전소라고 할 수 있다. 이러한 별명에 걸맞게 미토콘드리아는 세포 호흡을 통해 세포의 생명을 유지할 수 있는 에너지ATP를 생성한다. 세포가 호흡을 하며 에너지를 생산해 내기 위해서는 포도당과 지방산이 필요하다. 그래서 미토콘드리아

----

* 미토콘드리아 진핵 세포 속에 들어 있는 소시지 모양의 알갱이. 세포의 발전소 같은 역할을 하는 작은 기관이다.

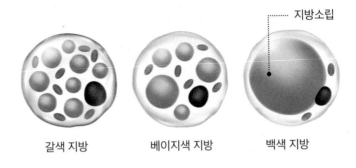

지방소립

갈색 지방　　　　베이지색 지방　　　　백색 지방

지방에는 갈색 지방, 베이지색 지방, 백색 지방이 있다.

가 많으면 많을수록 더 많은 에너지를 사용할 수 있고 미토콘드리아가 호흡을 할 때 열이 나기 때문에 체지방을 태우는데 효과적이다.

　인간은 보통 36~37도 내외로 체온을 유지하는 정온 동물이다. 그렇기 때문에 외부 온도 변화에도 일정하게 체온을 유지하기 위해 많은 에너지를 소비하게 된다. 우리가 추울 때 몸을 덜덜 떠는 이유도 근육이 수축과 이완을 반복하며 열을 발생시키는 활동을 하는 것이다.

　갈색 지방은 우리 몸이 일정한 온도를 유지하기 위해 만들어진다. 보통 미토콘드리아는 포도당과 지방산을 원료로 사용하여 에너지를 생성해 내지만 철분이 다량 포함된 갈색 지방의 미토콘드리아는 에너지 대신 열을 발생시킨다. 이렇게 우리 몸속에서 열을 만들어내는 갈색 지방은 목, 쇄골, 콩팥, 척수 등 신체에 몇 그램밖에 존재하지 않지만, 추운 환경에서 활성화되기 때문에 신체 외부가 추워지면 일정한 온도를 유지하기 위해 우리 몸 속에 저장된 지방을 태워서 체온을 조절한다.

하지만 갈색 지방은 태아기나 신생아 때에만 있고 성인이 되면 아주 소량만 남는다. 나이가 어릴수록, 남자보다는 여자에게, 비만인 사람보다는 마른 사람에게 갈색 지방이 더 많이 발견된다. 갈색 지방 1g은 6000칼로리를 태울 수 있는데 근육 1g이 13 칼로리를 태운다는 사실을 생각해보면 갈색 지방이 근육보다 약 460배 정도 많은 칼로리를 소모할 수 있다. 성인은 갈색 지방이 아주 소량만 있지만 우리 몸의 지방을 연소시켜주는 아주 고마운 존재이다.

∥ 베이지색 지방

베이지색 지방은 백색 지방의 일종으로 특정 호르몬에 자극을 받아 갈색 지방처럼 작동하는 지방이다. 특히 추운 환경에서 갈색 지방처럼 작동하며 백색 지방 세포층 안에서 생성된다. 베이지색 지방은 운동을 통해 갈색 지방으로 바꿀 수 있다. 운동을 하면 근육만 생긴다고 생각할 수 있지만 운동을 하면 근육 세포에서 이리신*이라는 호르몬이 생성되고 이 호르몬이 분비되면 베이지색 지방이 갈색 지방 같은 역할을 한다.

베이지색 지방이 갈색 지방으로 변하는 경우

• 겨울 야외 운동

갈색 지방은 외부 온도가 낮아질 때 체온을 유지하기 위해 더 활성화된다. 그렇기 때문에 겨울철 너무 춥다고 웅크리기보다는 준비 운동을 충분히 한 다음 걷기나 달리기를 하면 갈색 지방의 양이 증가하게 된다. 특히 야외에서 운동을 하며 햇볕을 쬐면 멜라토닌에 의해 갈색 지방이 활성화된다.

• 공복 유산소 운동

공복인 상태에서 유산소 운동을 하면 에너지 발전소인 미토콘드리아가 활성화되면서 갈색 지방이 증가한다. 이를 위해선 숨이 살짝 가빠질 정도로 빠르게 걷거나 가벼운 조깅을 30분 정도 하는 것이 좋다.

• 근력 운동

팔굽혀펴기, 스쿼트 같은 근력 운동을 통해 갈색 지방이 생기면 인슐린 민감성이 높아져 비만이나 당뇨병 치료에 효과적이다. 인슐린 민감성이란 인슐린에 반응하는 정도를 말하는 것으로 민감성이 떨어지면 분비되어 있는 인슐린에 민감하게 반응하지 못하여 혈당이 높아지

---

* 이리신   주로 운동할 때 분비되어 '운동 호르몬'으로도 불린다.

는 현상이다.

근력 운동을 하면 근육에서 이리신 호르몬이 만들어져 체지방이 감소될 때 베이지색 지방이 갈색 지방처럼 작동한다. 힘들지 않은 운동을 지속적으로 하는 것이 좋다.

· 바른 자세로 서 있기

척추 기립근에 많이 있는 갈색 지방이 활성화되기 위해서는 척추가 바르게 서 있어야 한다. 원활한 폐호흡을 하면 근육에 힘이 들어가 갈색 지방이 활성화되는 것이다. 등이 굽어 있으면 흉곽을 압박해 폐활량이 줄어든다.

· 규칙적인 식사

건강을 위해서는 규칙적인 식사를 하는 것이 중요하다는 사실을 모르는 사람은 없다. 저녁을 일찍 먹고 야식을 먹지 않으면 다음날 아침까지의 공복 시간이 길어진다. 이때 백색 지방이 연소되고 상대적으로 갈색 지방이 증가하기 때문에 될 수 있으면 규칙적이고 이른 저녁 식사를 하고 공복 시간을 길게 가지는 것이 좋다.

음식으로도 갈색 지방을 얻을 수 있다. 대표적으로 사과가 있다. 사과 껍질에 들어있는 우르솔산*이라는 성분은 근육과 갈색 지방의 양을 증가시키는 데 도움을 준다. 이외에도 항산화 물

----

* 우르솔산 지방이 몸에 흡수되는 것을 막아 비만을 억제하는 효과가 있다.

질인 비타민 A, C, E, 셀레늄 그리고 고추, 마늘, 파프리카 같은 캡사이신*이 함유된 음식을 먹으면 베이지색 지방이 갈색 지방처럼 작동한다.

우리는 겨울에 너무 춥기 때문에, 일이 너무 바쁘기 때문에, 주말에는 너무 귀찮기 때문에 운동을 차일피일 미룬다. 하지만 체지방을 빼는 방법은 결국 운동과 식습관 조절이다. 허리에 튜브처럼 감싸고 있는 베이지색 지방을 갈색 지방으로 바꾸어 갈색 지방을 활성화하면 비만 뿐 아니라 각종 성인병을 예방할 수 있다.

‖ 백색 지방

백색 지방은 체지방이라고 불리는데 주로 엉덩이, 허벅지, 복부, 팔뚝 등 전신에 분포되어 있다. 음식물이 들어온 후 남은 칼로리가 지방으로 변해 저장된 것이 백색 지방이다. 즉 쓰고 남은 열량을 중성 지방 형태로 저장하는 창고 역할을 하는 것이라고

---

* 캡사이신 고추에서 추출되는 무색의 휘발성 화합물로 매운 맛을 내는 성분이다.

할 수 있다. 스트레스를 받으면 백색 지방이 활성화되게 하는 코르티솔*, 아드레날린*과 같은 호르몬이 분비되어 살이 찐다.

　백색 지방은 엉덩이, 허벅지, 복부 등에 붙어 있어 다이어트를 하는 사람들의 대부분이 가장 빼고 싶어 하는 부위이다. 그러나 백색 지방은 체온 유지, 외부 충격으로부터 장기 보호, 여러 가지 호르몬 분비 등 우리 몸에서 아주 중요한 역할을 한다. 백색 지방이 우리 몸에서 좋은 역할을 하기 위해서는 표준 체중을 가지는 것이 중요하다. 과유불급이라는 말처럼 비만으로 인해 백색 지방이 과도하게 늘어나면 체지방이 신진대사를 방해해 대사 증후군 이상을 가져와 건강에 좋지 않은 영향을 끼치기 때문이다.

----

* 코르티솔　부신 겉질에서 분비되는 호르몬의 하나로 항염증 작용을 한다.
* 아드레날린　부신 속질에서 분비되는 호르몬으로 교감 신경을 흥분시키고 혈당량의 증가, 혈압 상승, 기관 확장, 지혈 등의 작용을 한다.

내장 지방과 피하 지방은 무엇이 다를까

'이렇게 뱃살이 많을 거면 참치로 태어날 걸 그랬어'라는 말이 있다. 매년 새해가 되면 두툼한 뱃살을 손으로 잡으며 한 해의 목표로 다이어트를 결심하는 사람들이 많다. 그러면서 가장 먼저 뱃살이 없어졌으면 좋겠다고 생각한다. 사진을 찍을 때 겹쳐지는 뱃살이 나올까 걱정되어 손이나 가방으로 슬쩍 가리기도 한다. 살이 찌면 앉아있을 때도, 옷을 입을 때도 제일 불편한 곳이 복부여서 그런지 뱃살을 먼저 걱정한다.

최근 10년간 고도 비만은 약 1.5배, 초고도 비만은 약 2.6배 증가했다. '살이 쪘다'고 하면 '지방이 늘어났다'고 많이들 이야기하는데, 우리 생각과는 달리 지방은 하나가 아니다. 피하 지방

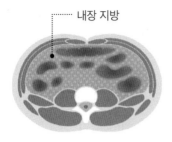 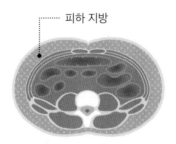

내장 지방

피하 지방

내장 지방(왼)이란 피부 아래에 붙어 있는
피하 지방(오)과 달리 장기 주변에 붙어 있는 지방을 말한다.

과 내장 지방으로 나뉘며 종류에 따라 그 위치와 뺄 수 있는 방법, 위험성이 달라지므로 정확히 파악하는 것이 중요하다.

결국 살이 쪘다고 다 같은 비만이 아니다. 살이 찐 형태도 크게 두 가지로 나눌 수 있는데 자가 진단법을 통해 내가 어떤 지방형 비만인지 쉽게 알 수 있다. 피하 지방과 내장 지방의 구분법은 간단하다. 겉으로 봤을 때 배가 두세 겹으로 접히는 형태를 가지고 있으면서 아랫배를 손으로 잡았을 때 땅땅하고 잘 잡히지 않는 사람은 내장 지방형, 겉으로 봤을 때 배가 올챙이처럼 불뚝 튀어나오고 살이 두껍게 잡히는 물렁한 부분이 많다면 피하 지방형 비만이다.

‖ 내장 지방

내장 지방은 말 그대로 우리 몸속의 장기, 즉 내장 주변에 붙어 있는 지방을 말한다. 혈관, 심장, 간, 췌장, 근육 등에 지방이 붙어 심혈관 질환 위험도를 높이지만 지방이 붙어있는 것을 파악하기 힘들기 때문에 좀 더 주의를 기울여야 한다.

내장 지방이 늘어나면 옆에서 봤을 때 D자형 체형이 되는데 이 체형은 40대 남성에게 많이 나타난다. 전형적인 아저씨 뱃살이다.

2015년 국제연합UN은 세계 인류의 체질과 평균 수명을 측정하여 평생연령을 재정립했다. 이에 따르면 18세부터 65세까지를 청년Youth, 66세부터 79세까지를 중년Middle aged, 80세부터 99세까지를 노년Senior, 100세 이상을 장수노인Longlived elderly people으로 구분한다.

'아저씨니까(혹은 아줌마니까) 배가 나와도 상관없어. 누가 본다고 그래?'라고 말하지만 이제는 시대가 바뀌었다. 개인적인 외모 관리 차원 뿐 아니라 주변에서 흔히 볼 수 있는 배만 불뚝 튀어나온 내장 지방이 많은 비만형은 염증과 관련된 인자가 활성화되어 있어서 동맥 경화증, 고혈압, 제2형 당뇨병 등의 발생 가능성이 높기 때문에 조심해야 한다.

원래 지방은 지방 세포에만 저장되는 것이 원칙이지만, 생기지 말아야하는 장기와 같은 곳에 생긴 지방을 이소성 지방Ectopic fat이라고 하며 이는 염증을 유발하는 사이토카인*을 분비하고 인슐린 효율을 감소시켜 심장 질환이나 당뇨병 위험을 증가시킨다. 이런 내장 지방은 대부분 불규칙한 식습관이나 좋지 않은 생활 습관으로 인해 생겨나는데 쌓이면 쌓일수록 염증 물질을 분비해 인슐린을 교란시켜 대사성 질환의 위험성을 높인다.

즉, 내장 지방량이 많을수록 동맥 경화 및 인슐린 저항성이 증가한다는 것이다. 게다가 나이가 들면 들수록 대부분 근육량이 줄어드는데 이는 운동을 하지 않아서라기보다는 근육을 유지해주던 성장 호르몬이 감소하기 때문이다.

근육은 지방에 비해서 기초 대사량이 높은 편에 속하는데 근육이 줄어드니 예전보다 음식을 조금 먹더라도 살이 쉽게 찐다. 기초 대사량은 생명을 유지하는 데 필요한 최소한의 에너지량, 가만히 숨만 쉬어도 생명 활동을 위해 소비되는 최소한의 열량이다.

최근 들어 비만인 사람이 많이 늘면서 비만 합병증 또한 증

----

* **사이토카인** 혈액 속에 함유되어 있는 면역 단백의 하나이다.

가하는 추세를 보인다. 대체로 내장 지방형 비만인 사람들은 피하 지방이 많은 사람들보다 체지방률, 체질량 지수, 복부 둘레, 당화 혈색소, 중성 지방, 공복 시 혈당 등이 높았으며 좋은 콜레스테롤은 더 낮은 경향을 보인다. 그렇기 때문에 내장 지방이 쌓이는 것을 막아야 한다.

겉으로 보이는 뱃살과 함께 우리가 신경 쓰는 것이 하나 더 있다. 많은 사람이 집착하는 몸무게, 특히 앞자리 숫자와 BMI 숫자이다. BMI는 키와 몸무게를 이용해서 지방의 양을 추정하는 비만 측정법이다. 정상 BMI는 18.5~24.9kg/m^2, 과체중(1도 비만)은 25~29.9kg/m^2, 비만(2도 비만)은 30~34.9kg/m^2, 고도 비만은 35kg/m^2 이상이다.

이렇게 흔히들 숫자에만 집착하는데 우리가 간과한 사실이 있다. 그것은 바로 허리둘레이다. 개미허리를 꿈꾸며 허리 사이즈, 숫자에 집착한다. 우스갯소리로 콜라병 같은 34-24-36 사이즈라 말하기도 한다.

허리둘레는 건강 둘레이다. 허리둘레가 증가했다는 것은 대사에 이상이 생겼다는 말과 같다. 남자의 경우 허리둘레가 90cm(35.43인치) 이상, 여자의 경우 허리둘레가 85cm(33.46인치) 이상이 되면 당뇨에 걸릴 위험이 일반 사람보다 2배 이상 높아진다. 게다가 체중과 허리둘레 모두 정상 체중을 벗어난 사람은 체중과 허리둘레가 정상인 사람들보다 당뇨에 걸릴 확률이 2.7배, 고혈압은 2.2배, 고지혈증은 2배가량 높다는 연구 결과가 있다.

우리는 주로 뚱뚱한 사람이 당뇨나 고혈압에 걸릴 확률이 높다고 생각하지만 체중만으로 비만 여부를 판단하면 체중은 정상이지만 내장 지방형 비만인 사람은 당뇨, 고혈압, 고지혈증과 같은 만성 질환의 위험성을 인지하지 못하고 넘어갈 수 있다.

그렇기 때문에 효과적인 건강 관리를 위해서는 체중계에 올라가는 것만이 아니라 허리둘레를 주기적으로 체크하며 건강을 위협하는 내장 지방을 잡아내야 한다.

다이어트를 한다고 1일 섭취 칼로리를 확 줄여버리면 호르몬과 관련된 대사율이 낮아지기 때문에 결국에는 살이 잘 빠지지 않는 체질로 변한다. 그렇기 때문에 음식을 섭취하더라도 혈당 수치가 낮은 섬유소 형태의 탄수화물과 지방을 섭취하면 건강하게 체중을 감량할 수 있다.

‖ 마른 비만

20~30대 여성 중 팔다리는 가늘지만 배만 볼록하게 나와 스트레스를 받는 사람들이 종종 있다. 체중은 분명히 정상인데 BMI

는 높게 나온다. 이런 사람들을 마른 비만이라고 일컫는다. 마른 비만인 사람들이 볼록 나온 뱃살을 빼기 위해 헬스장에 등록하면 대부분 체지방량에 비해 근육량이 너무 부족하다고 한다.

대체로 체질량 지수가 25 이하여도 체지방률이 남자 35%, 여자 30% 이상이면 마른 비만이라고 일컫는다. 이렇게 BMI와 함께 체지방률을 봐야하는 이유는 지방과 근육이 같은 부피를 가지고 있더라도 근육이 훨씬 더 무겁기 때문이다. 말라보이더라도 근육보다 지방이 많으면 비만일 수 있다.

체질량 지수(Body Mass Index, BMI)

키와 몸무게를 이용해 지방의 양을 추정하는 비만 측정법으로, 자신의 몸무게(kg)를 키(m)의 제곱으로 나눈 값이다. 한국인 기준 BMI 18.5 미만은 저체중, 18.5~25 미만은 정상, 25 이상은 비만이라고 본다.

$$체질량\ 지수 = 몸무게(kg) \div 키(m)^2$$

➕ 체지방률

체지방률은 전체 체중에서 지방이 차지하는 비율을 말하는 것으로, 체지방률로 보았을 때 몸이 말라도 근육에 비해 지방이 많으면 비만이다. 특히 마른 비만의 경우 겉으로 보기에는 팔다리가 가늘어 살이 잘 안찌는 체질처럼 보이고 옷을 잘 입으면 말라보이기 때문에 안심하기 쉽다.

과식, 음주 같은 나쁜 생활 습관을 가지고 있거나 굶는 다이어트로 살을 뺀 경우 뱃살만 축 늘어진 마른 비만형이 되기 쉽다. 굶어서 살을 빼면 당장은 살이 빠진 것처럼 보일 수 있지만 결국에는 감량한 체중만큼 다시 찌거나 오히려 체중이 더 늘어나는 요요현상이 올 수밖에 없으며 이런 악순환의 반복으로 마른 비만 체질이 된다.

이처럼 급격하게 다이어트를 하게 되면 나이가 더 들어 보이는 경우가 있다. 굶는 다이어트를 하면서 수분과 근육, 단백질이 모두 빠지기 때문이다. 마른 비만 체질이 되면 우리 몸은 체지방이 아니라 근육량을 먼저 감소시킨다. 게다가 마른 비만인 사람은 내장 지방이 많아 고혈압, 당뇨, 고지혈증 등 성인병의 위험이 더 높다.

그렇기 때문에 마른 비만일 경우 하루 최소 30분 이상의 운동을 통해 근육량을 늘려 기초 대사량을 높이고, 탄수화물 섭취를 줄이고 단백질 섭취와 채소 과일 섭취를 늘리는 등 식습관을 변화하는 것이 중요하다.

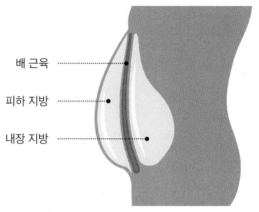

배 근육 ·········

피하 지방 ·········

내장 지방 ·········

피하 지방은 배 근육 바깥에 붙어 있는 지방이다.

‖ 피하 지방

피하 지방은 말 그대로 피부 아래 지방을 말한다. 우리가 흔히 말하는 똥배나 날개살이라고 하는 뱃살, 팔뚝 살, 등살이 피하 지방이다. 피부와 가까운 부분에 붙어있기 때문에 겉으로도 한눈에 지방이라는 것을 알 수 있다. 대사성 질환의 위험성을 가진 내장 지방만큼 치명적인 위험은 없지만 피하 지방은 한번 붙으면 좀처럼 빼기 힘들다.

그렇다고 해서 안심해도 되는 것은 아니다. 피하 지방은 에너지를 저장하거나 체온 유지를 하는 등 없어서는 안 되는 존재이지만 인슐린 생산과 관련된 아디포넥틴* 분비를 감소시켜 심장 질환이나 당뇨병의 위험성을 증가시키기 때문이다.

많고 많은 호르몬 중 우리가 원하는 '다이어트 호르몬'인 아디포넥틴은 지방 조직에서 분비되는 호르몬 중 하나로 간에서의 당 생성을 억제하고 근육에서 포도당 흡수 및 지방산 산화를 증가시킨다. 또한 인슐린 감수성을 높여 생체 대사율을 개선하며 항염증 및 혈관 보호 작용을 한다고 알려져 있다. 2007년 뉴욕의 엘버트의대 마리아 교수팀은 쥐 실험을 통해 아디포넥틴이 풍부할 경우 과도한 칼로리를 섭취해도 인슐린 저항성과 비만이 생기지 않는다는 연구를 발표하여 주목을 받기도 했다.

다이어트계 마법의 호르몬인 아디포넥틴이 활발하게 분비되게 하려면 식사 요법과 운동을 병행한 생활 습관의 교정이 이루어져야 한다. 두부와 같은 콩 식품, 미역과 같은 해조류, 꽁치와 고등어와 같은 등 푸른 생선, 사과와 토마토와 같은 과일과 채소를 균형 있게 섭취하고 유산소 운동으로 근육을 늘리는 것이 가

----

* 아디포넥틴 지방 조직에서 분비되는 단백질의 하나로 인슐린 저항성을 개선시키는 데에 중요한 기능을 한다. 비만과 당뇨병을 치료할 수 있는 물질로 알려져 있다.

장 이상적인 방법이라고 할 수 있다.

‖ 소아 비만

우리나라 청소년을 대상으로 조사한 결과 6명 중 1명은 과체중이라는 한국건강관리협회의 발표가 있다. 어른들은 어렸을 때 찐 살은 다 키로 가기 때문에 괜찮다고, 많이 먹으라고 한다. 물론 성장을 해야 하는 시기이기 때문에 영양 공급이 많이 필요하지만 종류를 가리지 않고 무조건 많이 먹으라는 말이 아니다.

지금은 맛있는 과자, 인스턴트 음식, 탄산음료와 같이 아이들이 좋아하는 먹거리를 주변에서 쉽게 접할 수 있다. 그런 음식을 먹으며 방과 후에는 각종 학원에 다녀야 하고 주말에도 밖에서 뛰어놀기보다는 컴퓨터와 텔레비전 앞에서 시간을 보낸다. 그렇기 때문에 예전보다 소아 비만이 증가하고 있는 추세이다.

소아 비만이란 유아기에서 사춘기까지의 연령대에서 키가 같은 소아의 표준 체중보다 체중이 20% 이상 더 나가는 것을 말하며 소아 비만의 50~80%가 성인 비만으로 이어질 수 있다. 그 이유는 비만인 소아의 경우 정상 체중을 가진 소아보다 지방 세포의 수가 많고 크기가 크기 때문이다.

성인이 되어 갑자기 살이 찐 사람과 어릴 때부터 비만인 성인의 지방 세포를 비교해보면, 어릴 때부터 비만이었던 성인의 지방 세포 수가 더 많다. 성인이 되어 살이 찌면 지방 세포의 크기만 커지지만 소아가 살이 찌면 지방 세포의 크기도 커지고 수도 함께 증가한다. 지방 세포의 수를 많이 가지고 있기 때문에 소아 비만이 있었던 사람은 성인이 돼서도 비만이 될 가능성이 높아지는 것이다.

소아 비만의 위험성 중 하나는 성장 호르몬 분비가 원활하지 않기 때문에 아이가 건강하게 성장하는 것을 방해한다는 점이다. 또한 소아 비만의 지방 세포는 성 호르몬을 자극시켜 성조숙증 발생 위험을 높인다.

더불어 소아 비만이 심할 경우에는 고혈압, 당뇨 같은 성인병이 나타날 수 있으며 이외에도 무릎 관절 문제, 호흡 장애와 같은 여러 문제점을 발생시킬 수 있기 때문에 조기에 관리하는 것이 중요하다.

우리 몸에서 꼭 필요한 지방

지금까지 내용을 보면 지방이 몸에 안 좋은 영향을 미치는 것 같은데 정말 지방은 필요 없을까? 우리 생각과는 달리 지방은 신체를 보호하고 에너지를 내는 데 꼭 필요하다. 지방이 몸에서 어떤 역할을 하는지 알아보자.

‖ 에너지의 근원

우리 몸의 에너지원인 지방은 일반적으로 10kg당 약 8만 칼로리의 에너지를 낼 수 있어 40~50일 이상 사용할 수 있다. 지방을 먹으면 지방이 축적된다고 생각할 수 있지만 대부분은 에너지를 내는 데 먼저 사용된다. 에너지를 내고 남은 여분의 탄수화물도, 근육을 만들고 남은 여분의 단백질도 결국 지방 형태로 저장된다. 이렇게 저장된 지방은 영양 공급이 없을 때 몸에 저장해둔 지방을 분해해 에너지원으로 사용되며 뇌를 비롯한 심혈관계, 몸속의 모든 장기 등 지방을 필요로 하는 곳에서 사용된다.

지방층에는 콜라겐 단백질과 지방이 저장되어 있기 때문에 지방이 부족하면 활동성이 떨어지고 피부 건조, 습진과 같은 피부 문제가 생긴다. 또한 지방은 지용성 비타민 합성에 중요한 역할을 하기 때문에 지방이 부족하면 지용성 비타민 결핍 부작용이 생길 수 있다. 이렇게 지방은 영양 공급이 없을 때에도, 세포의 합성이 필요할 때에도 에너지의 근원으로 사용된다.

‖ 비타민 흡수

지용성 비타민인 비타민 A, D, E, K는 필수 비타민으로 지방이 없으면 몸에 흡수될 수 없다. 이처럼 일부 비타민은 몸에 흡수, 저장될 때 지방이 꼭 필요하다. 때문에 일일 지방 섭취량을 충족시키지 않거나 저지방 다이어트를 하게 되면 필수 비타민을 섭취하더라도 흡수할 수 있도록 도와주는 지방이 없기 때문에 대사 기능 장애가 발생할 수 있다.

‖ 체온 조절

지방 조직에 저장된 지방 세포는 몸에서 가장 큰 에너지원 저장소이면서 열을 보존해주는 단열재 역할을 해주어 신체의 온도를 일정하게 유지시킨다. 또한 중요한 기관을 둘러싸고 있기 때문에 갑작스러운 움직임이나 외부 충격으로부터 장기를 보호한다.

지방의 한 종류인 갈색 지방은 근육 조직에 소량 있으면서 몸을 따뜻하게 보존해주는 좋은 역할을 한다. 주로 겨울잠을 자는 동물이나 어린 아이는 갈색 지방이 많아 체온이 더 높다. 특히 우리가 싫어하는 겉으로 보이는 살들인 피하 지방이 적당히 있으면 단열 효과가 있어 체온 유지에 도움이 된다.

즉, 갈색 지방은 체온 조절 및 신진대사를 원활하게 하여 이로운 역할을 하며 어린 아이 때에 많이 존재하다가 나이를 먹어감에 따라 줄어든다. 충분한 운동을 통해서 갈색 지방을 늘릴 수 있다는 보고도 있다.

‖ 호르몬 생성

지방은 뇌, 간, 근육 등에 호르몬을 분비해 지방 대사에 참여한다. 특히 성 호르몬, 성장 호르몬 등 여러 가지 호르몬들을 원활하게 분비하도록 도와준다.

지방이 늘어나면 렙틴과 성 호르몬 분비가 촉진되는데 지방 세포는 여성 호르몬인 에스트로겐의 주공급원이다. 그래서 남성의 경우 지방 세포가 과도하게 쌓이면 문제가 생길 수 있다. 체지방이 과도하게 늘어난 남성은 지방에서 여성 호르몬으로 변환되는 효소가 많이 분비되어 유선이 발달해서 여유증이 생기는 등 결국 성 호르몬의 밸런스가 깨지게 되고 생식 능력이 떨어질 수 있기 때문이다.

지방은 미리 만들어둔 스테로이드 호르몬을 저장하고 방출하는데 폐경 이후 에스트라디올*이라는 호르몬을 방출한다. 과

---

* 에스트라디올　여성 호르몬 중 하나로 난소의 소포에서 생성되며 여성의 2차 성징을 발현하게 한다. 소포 호르몬이라고도 불린다.

한 호르몬 분비는 자궁 근종이나 난소암, 유방암에 걸릴 확률을 높인다.

성장 호르몬이 나이가 들어감에 따라 적게 분비된다는 사실은 누구나 알 것이다. 그런데 우리는 더 이상 키가 클 수 없는데 성장 호르몬이 꼭 필요할까? '성장'이라는 단어만 생각해서 그렇지 사실 이 성장 호르몬은 근육과 세포의 재생산에도 관여하기 때문에 성장기가 아닌 성인에게도 중요하다.

어딘가 다쳤을 때 '나이가 들어서 재생이 느리다'는 말을 많이들 하는데 실제 과학적인 이유로 나이가 들수록 성장 호르몬의 분비가 줄어들기 때문에 재생 능력이 떨어지는 것이다.

머리카락이 점점 빠져 이마가 넓어지거나 머리카락이나 손톱이 얇아지고 힘이 없어지는 것, 기억력 감퇴, 팔다리 근육이 빠지면서 팔다리는 얇지만 배는 뚱뚱한 체형으로 변하는 것, 성적 기능 감소 모두 성장 호르몬이 부족해질 때 나타난다. 그렇기 때문에 근육과 세포가 재생산되도록 적당한 지방을 유지하는 것이 중요하다.

‖ 뇌 건강 및 신체 보호

뇌를 싸고 있는 막은 대부분 지방으로 이루어져있다. 또한 지방은 눈에 기름을 분비해 안구 건조를 예방하고 위장 점막을 튼튼하게 만들어 위장을 보호하며, 지방 세포막을 강화해 수분 증발을 막아 피부를 촉촉하게 유지해준다.

이처럼 지방은 우리 몸에서 많은 역할을 담당하고 있었다. 지방은 없애야 할 존재가 아닌 것이다. 과한 것이 문제가 되는 것이지 적당한 지방은 우리 몸에 꼭 필요하다.

내 몸의 지방이 나를 병들게 한다

　지금까지 지방이 어떤 중요한 역할을 하는지 알아보았다. 지방은 다이어트를 하는 데 필수적인 요소로 에너지를 제공하고 영양 흡수와 체온 유지에 도움을 준다. 또한 여러 종류로 나뉘며 좋은 지방은 심장을 보호하고 건강을 유지시켜 주지만 과도한 지방은 심장에 무리를 주고 여러 질병의 가능성을 증가시킨다.

　지방은 체온 유지에 꼭 필요하며 1g당 9칼로리의 에너지원으로 사용된다. 지방의 한 종류인 필수 지방산은 호르몬 생성, 피부 보호, 염증 조절 등을 하기 때문에 건강을 유지하기 위해서 반드시 섭취해야 한다. 식단의 25% 정도는 지방산이 필요하지만 과도한 지방 증가는 지방 세포의 유전자 발현과 신호 전달 체계에 이상을 일으키기도 한다.

다음으로 알아볼 것은 유리 지방산이다. 지방 세포의 지방 축적 상태가 높을수록 유리 지방산이 증가하고 단백질 합성 증가에 의한 대사성 스트레스가 높아진다. 이에 따라 세포에 손상을 입히는 활성 산소의 생성량도 늘어난다. 때문에 지방이 과도하게 축적된 비만 상태가 고혈압, 당뇨, 고지혈증, 죽상 동맥 경화증 등의 원인이 되는 것이다.

‖ 유리 지방산

지방산은 중요한 에너지원으로, 에너지 대사 과정을 거치면서 많은 양의 ATP를 생산한다. 지방산 중 혈액 속의 지방산을 유리 지방산이라고 부르는데, 이는 심장 근육, 골격근에 주로 있어 기타 신진대사의 에너지원 일부로 활용된다. 즉 운동 부족이나 과다한 열량 섭취는 유리 지방산을 과다하게 발생시켜 혈관에서 발생하는 죽상 동맥 경화증의 원인이 될 수 있다.

겉으로 보기에는 전혀 비만으로 보이지 않으면서 정상 체중을 가졌지만 내장 지방이 많은 마른 비만인 사람은 비만의 자각 증상을 쉽게 느끼지 못한다. 이는 내장 지방으로 인한 당뇨병과 같은 성인병의 진행 상태를 스스로 인지할 수 없어 더 위험하다. 그렇기 때문에 겉으로 보기에 크게 뚱뚱해 보이지는 않지만 허리와 배만 불룩한 사람도 더욱더 신경써서 뱃살 관리를 해야 한다.

내장 지방의 위험성은 서양인이나 아프리카인보다 동양인이 높다. 서양인들이 동양인보다 체구가 훨씬 크고 한국인들이 상대적으로 작아 보이지만 체질량 지수가 같은 사람이라면 한국인이 서양인보다 내장 지방이 훨씬 많다는 연구 결과도 있다.

내장 지방이 증가하면 왜 좋지 않을까? 무릎이 아파서 병원에 갔더니 살을 빼라고 하더라는 이야기를 들어본 사람이 있을 것이다. 단순하게 생각해보면 가느다란 두 다리가 내 상체와 뱃살을 받치고 있느라 무릎이 고생하고 있는 것 같긴 하다.

머리가 하얗게 변해 장수 노인이 되어서도 사랑하는 사람과 전 세계를, 전국을 여행하는 꿈을 꾸는 사람들이 많이 있다. 사랑하는 사람과 두 발로 걸어 다니며 건강하게 오래도록 여행을 다니기 위해서는 지금부터라도 다리와 무릎을 위한 관리를 시작하는 것이 중요하다.

체중이 1kg 증가하면 무릎에 가해지는 압력은 최대 5배가 증가하며 뛸 때에는 충격이 10배로 증가한다. 그러므로 비만은 골관절염의 위험성을 1.6배 증가시킨다. 비만인 사람이 체중을

5kg을 감량하게 되면 골관절염 발생 위험을 50%나 줄일 수 있다는 반증이기도 하다.

그렇다면 뚱뚱한 사람들은 무릎에 압력이 가해지는 것을 방지하기 위해서 걷거나 뛰는 운동을 하면 안 되는 것일까? 달리기보다는 무릎이나 발목 관절에 무리가 적은 약간 숨이 찰 정도의 걷기 운동과 스쿼트를 병행하는 것이 좋다. 하지만 만약 운동을 하면서 관절 통증이 2시간 이상 지속된다면 운동량을 줄이거나 강도를 조절하면서 체중을 감량해야 한다.

어느 정도 나이가 들면 나잇살이라 하여 운동을 해도, 뭘 해도 살이 잘 빠지지 않는 시기가 온다고 한다. 여성의 경우 한 해 한 해가 지날수록 살이 찌더니 생리 불순이 생겨 병원을 찾는 사람도 있다.

적정량 이상의 지방에서 에스트로겐을 만들어내면 난소에서의 분비와 균형이 깨지면서 이러한 현상이 생긴다. 비만 뿐 아니라 저체중도 생리 주기를 불규칙적이게 만들고 질 출혈, 무월경 등을 초래한다.

비만인 경우 지방 조직에서 비만 효소를 분비해 여성 호르몬의 양을 늘어나게 하는데, 다낭성 난소 증후군은 불규칙적인 월경 증상을 동반하는 대표적인 질환이다. 이는 월경이 불규칙해지고, 체모가 굵어지며, 인슐린 저항성으로 인해 복부 비만이 더 심해진다는 특징이 있다.

내장 지방이 증가하면 에스트로겐이 과도하게 분비되고 에스트로겐이 남성 호르몬인 테스토스테론으로 변하기 때문에 체모가 굵어지기도 하며 다낭성 난소 증후군이 악화되어 악순환의 고리를 만들게 된다.

그러므로 건강한 다이어트를 하게 되면 몸의 불균형 상태를 교정하고 호르몬을 안정시켜 생리 불순을 개선할 뿐 아니라 배란 주기도 안정시켜 불임과 난임을 예방하는 데 도움이 될 수 있다.

호르몬의 불균형은 혈중 지질 이상과 혈관 내피 손상의 원인이다. 동맥에 죽상 동맥 경화가 진행되면 혈액 내 떠다니는 혈전이 좁아진 혈관을 막아 혈액의 흐름이 막혀 경색이 발생하거나 압력을 견디지 못해 혈관이 터지는 현상이 발생할 수 있다.

뇌경색은 보통 50대 이후에 생기지만 최근 들어 비만 인구의 증가, 스트레스, 서구적인 식습관으로 인해 발생 연령이 점점 낮아지고 있다. 뇌 조직의 경우에는 한 번 괴사가 되면 어떤 치료를 하더라도 원래 상태로 되돌리기 어렵기 때문에 조기 예방이 매우 중요하다.

내장 지방을 빼기 위해서는 운동과 식습관 개선이 반드시 필요하다. 운동을 통해 기초 대사량을 높이고 내장 지방을 줄이는 데 도움이 되는 ABC, ACC, BBC주스에 있는 식이 섬유 섭취가 필요하다.

어떤
지방을
먹어야 할까

'한국인은 밥심!'이라며 따듯한 밥과 국으로 하루를 든든하게 시작하는 사람, 우유에 시리얼을 말아 5분도 안 되어 한 그릇 뚝딱 먹는 사람, 바쁜 출근길에 지하철 개찰구에서 샌드위치를 사먹는 사람, 아침밥 대신 달콤한 10분의 단잠을 택하는 사람까지. 저마다 아침을 맞이하는 방법이 다르다.

어떤 방법이든 아침 식사는 잠자고 있던 각종 기관을 깨워 하루를 시작할 수 있는 에너지를 불어넣는 역할을 한다. 점심 식사는 오후에 활동할 수 있는 힘을 주고, 저녁 식사는 에너지를 저장하는 동시에 하루 동안 쌓였던 피로 물질들을 해소하는 역할을 한다.

현대인의 잘못된 식습관

- 아침은 굶고 저녁은 많이 먹어요.
- 먹고 싶은 음식만 먹어요.
- 스트레스를 많이 받으면 짜고 매운 음식을 찾게 돼요.
- 한꺼번에 많이 먹어요.
- 시간에 쫓겨 허겁지겁 빨리 먹어요.
- 배가 불러도 좋아하는 음식이 눈앞에 있으면 일단 먹어요.
- 혼자 먹는 경우가 많아요.
- 저녁이 되면 출출해서 야식을 먹어요.
- 하루 종일 앉아서 일을 하고 쉴 때도 누워서 휴대폰만 쳐다봐요.
- TV를 보거나 컴퓨터를 할 때 습관적으로 무언가를 먹어요.
- 치킨, 피자 같은 기름진 음식을 좋아해요.
- 휴대폰의 음식 배달 어플리케이션에서 VIP회원이에요.

요즘 많은 사람들이 가지고 있는 식습관이다. 현대 사회에 들어 이전에는 없던 인공 독소, 합성 화합 물질 등이 많아졌다. 음식 말고도 세제, 섬유 등 주변의 화합 물질은 모두 다른 경로를 통해 인체로 들어온다. 물론 몸속에 화합 물질이 들어오면 각각의 특성에 따라 몸 밖으로 배출되기도 하지만 어떤 물질은 몸속에 남아 나쁜 영향을 미친다.

합성 화합 물질이나 인공 독소가 몸 안으로 들어오면 해독 작용과 자연 치유 능력을 떨어트려 암이나 당뇨병, 심혈관 질환, 자기 면역 장애 등을 일으키기도 하기 때문에 우리는 몸의 해독 기관을 지켜야 한다.

우리 몸은 이미 '면역 조직'이라는 시스템을 가지고 있어 각종 바이러스나 외부 물질이 몸속으로 들어왔을 때 면역 체계는 몸에 해로운 영향을 끼치지 못하도록 방어한다. 우선 몸 안으로 화합 물질이 들어오면 이를 해독하려는 시도를 하게 된다. 하지만 합성 화합 물질의 독성이 해독할 수 없을 정도로 너무 많이 쌓이게 되면 체내 해독 기능이 충분히 작용하지 못해 생식기계 뿐 아니라, 내분비, 간, 폐, 면역계 등에 이상이 생기게 되는 것이다.

우리는 이미 인공 화합 물질이 몸에 좋지 않다는 사실을 알고 있다. 그렇다고 음식, 각종 세제, 화장품, 섬유 할 것 없이 우리 생활 속에 밀착해 있는 합성 물질들을 피할 수도 없다. 그렇기 때문에 디톡스를 통해 몸속에 쌓인 노폐물과 독소를 제거하려는 노력을 해야 하고 살을 빼기 위해 굶거나 칼로리를 줄이기보다는 앞으로의 건강한 삶을 영유하기 위해 적정 체중을 유지하며 잘 먹는 것이 정말 중요하다.

우리 몸은 단순해 보이지만 아주 작은 세포부터 호르몬까지 각자 하는 일이 정해져 있고 서로서로 영향을 미치며 성장하고 죽는다. 지방도 다른 기관, 다른 영양소와 상호 작용을 하며 우리 몸에 많은 영향을 끼친다.

사자 같은 육식 동물이 탄수화물을 먹지 않고 단백질이나 지방만 잔뜩 먹으면 건강해질까? 정답은 육식 동물은 탄수화물을 반드시 섭취할 필요는 없지만 아예 필요하지 않다는 것은 아니다. 과도한 탄수화물은 육식 동물의 건강을 해치지만 소량 섭취하면 단백질과 비교했을 때 상대적으로 높은 에너지 효율을 낼 수 있다. 그래서 육식 동물들도 탄수화물을 섭취한다.

육식 동물의 탄수화물 섭취 방법은 초식 동물을 사냥해 그들의 내장을 먹으며 그 안에 포함되어 있는 일부 탄수화물을 섭취하는 것이다. 따라서 채식주의가 좋다는 말을 듣고 지방을 아예 섭취하지 않기보다는 지방도 함께 섭취하여 체내에 지방을 가지고 있어야 한다.

이제 우리는 비만의 문제가 지방을 섭취하는 것 때문이 아니라는 것을 안다. 그럼 지방은 적게 먹을수록 좋을까? 많이 먹으면 무조건 문제가 생기고 살이 찌는 것일까?

그동안 지방을 먹으면 지방이 늘어날 거라는 생각 때문에 지방을 이유 없이 밀어냈다. 종류를 따지지 않고 잘못된 종류의 지방을 너무 많이 먹는 것이 문제였었는데 말이다.

우리 생각과는 달리 지방도 종류에 따라 어떤 지방은 몸에 좋고 어떤 지방은 몸에 안 좋은 작용을 한다. 우리가 살이 찌는 이유는 건강에 좋은 지방을 너무 적게 먹고 몸에 나쁜 지방을 너무 많이 섭취하고 있기 때문이다.

간혹 콜레스테롤이 걱정돼 고기를 먹지 않는다고 하는 사람들이 있다. 그러나 단백질이나 지방 섭취를 통해 원료를 공급받는 성장 호르몬이 생성되지 않으면 성기능, 내분비 기능이 약화되어 정상적인 생체 기능을 유지하지 못하여 건강이 나빠질 수 있다. 그러므로 지방이나 콜레스테롤 걱정보다는 골고루 음식을 섭취하는 것이 건강에 더 좋고, 고지혈증(이상 지질 혈증)이 있는 경우에는 주치의와 상담 후 적절한 치료를 받으면 된다.

이때 말하는 콜레스테롤 수치는 혈액에 들어있는 콜레스테롤 양을 뜻한다. 총콜레스테롤 200mg/dL 미만, 중성 지방 150mg/dL 미만, LDL콜레스테롤 130mg/dL 미만, HDL콜레스테롤 40mg/dL 이상이 정상 범위다.

구분	정상	경계	위험
총콜레스테롤	200 미만	200~239	240 이상
LDL콜레스테롤	130 미만	130~159	160 이상
HDL콜레스테롤	40 이상		40 미만
중성 지방	150 미만		

콜레스테롤 정상 범위 (단위: mg/dL)

특히 고혈압, 당뇨와 같은 이상 지질 혈증과 심혈관 질환이 있는 사람이 콜레스테롤 함량이 높은 음식을 섭취하게 될 경우 총콜레스테롤과 LDL콜레스테롤 수치가 이상 지질 혈증이 없는 사람보다 증가하는 경향을 보인다는 연구 결과가 있다.

설날, 추석과 같은 명절에 먹는 기름진 부침개, 간장에 졸인 갈비찜, 바삭한 각종 튀김, 산적 등은 칼로리가 높은 대표적인 고콜레스테롤 음식이다. 또한 평소에 우리가 자주 먹는 달걀노른자에는 100g당 1500mg 정도의 콜레스테롤이 함량되어 있어 대표적으로 콜레스테롤이 높은 식품으로 손꼽히며 소골, 꼴뚜기, 구운 오징어, 뱅어포, 대구포, 생한치, 새우 등은 100g 기준 콜레스테롤 함량이 높다.

이상 지질 혈증이 있는 사람의 경우 몸에 안 좋은 지방을 비롯해 각종 음식을 과다하게 섭취하면 몸에 남은 탄수화물이 지방으로 변환되어 저장되고 에너지가 사용되지 못하고 남게 된다. 이렇게 에너지가 남게 되면 간에서는 콜레스테롤 합성이 더욱 활발하게 일어나 체내 총 콜레스테롤 수치가 상승할 뿐 아니라 인슐린 저항성이 생긴다.

과체중이나 비만 때문에 생기게 된 제2형 당뇨병 환자가 체중을 감량하면 인슐린 감수성, 혈당, 고혈압, 이상 지질 혈증 등이 개선되는 것으로 알려져 있다. 실제로 비만, 과체중인 성인이 체중 10kg를 감소할 때마다 총콜레스테롤이 8.9mg/dL 감소했으며 체중이 5~10% 감소되었을 때 혈청 중성 지방은 20% 감소했다는 연구 결과가 있다.

때문에 적정 체중을 유지할 수 있도록 필요한 음식을 섭취하는 것이 중요한데, LDL콜레스테롤이 증가하는 것을 막기 위해 콜레스테롤이 높은 음식을 모두 제한하기보다는 고콜레스테롤이 함유된 식품을 섭취할 때 조절해서 먹는 것이 중요하다.

고기를 먹는다고 콜레스테롤이 무조건적으로 올라가는 것이 아니라 과자, 도넛, 케이크, 커피, 라면 등 포화 지방이나 콜레스테롤이 많은 식품을 즐겨먹어도 콜레스테롤이 상승할 수 있는 것이다. 그렇기 때문에 고기를 무조건 피하기보다는 고기를 먹을 때 살코기 위주로 먹고 규칙적인 운동 그리고 금주하는 생활 습관을 가지는 것이 중요하다.

  최근 식량 문제가 대두되고 있다. 인도, 중국, 아프리카 지역을 비롯해 전 세계적으로 식량 위기가 닥치고 있으면서 대체 식료품에 대한 연구도 많이 이루어지고 있다. 이와 동시에 채식주의에 대한 관심이 쏠리고 있다.

  채식주의는 환경을 지키고 사회에 대한 책임을 지며 세계 기아 문제의 해결책으로 확대되고 있다. 그래서인지 미국의 아침 식사에 베이컨과 오믈렛 대신 통곡물로 만든 팬케이크 그리고 과일, 채소들이 올라오기 시작한다고 한다.

  이처럼 다이어트나 만성 질환을 예방하기 위해 채소를 많이 섭취하라고들 한다. 그렇다고 고기나 탄수화물은 제외하고 하루 세끼 다 채소로 먹으면 건강해질 수 있다는 것인지 의문이 든다.

  과유불급, 모든 것은 정도를 지나치면 미치지 못한 것과 같다. 채소나 과일만 먹으면 칼로리가 낮기 때문에 다이어트가 될 수는 있지만 지방, 철분, 아연 등 특정 영양소가 결핍되어 건강을 해칠 수 있다. 그렇기 때문에 채식만 하자는 것은 아니지만 우리도 지구를 위해서, 우리의 몸을 위해서, 앞으로의 건강한 삶을 위해서 과도한 음식 섭취보다는 적당히 골고루 잘 먹고 잘 자는 것이 정말로 중요하다.

∥ 좋은 지방 vs 나쁜 지방 알고 먹자

이번에는 우리 몸속에 저장되어있는 지방 말고 먹는 지방에 대해 이야기해 보자. 지방이라고 하면 대부분 나쁘다는 인식을 가지고 있는데, 앞에서 말했다시피 지방 자체가 문제가 되는 것이 아니다. 나쁜 지방을 과도하게 섭취하는 것이 문제가 되는 것이다.

다이어트를 위해서 우리는 음식에 지방이 많은지 적은지 먼저 따져 보기도 한다. 지방을 적게 섭취하면 어떤 증상이 나타나는지 알아보자.

첫째, 입 안에 염증이 잘 생긴다. 입 안에 염증은 지방 같은 동물성 식품 섭취가 부족하고 피로가 누적되었을 때 잘 생긴다. 입 안의 점막을 보호하는 데에는 지방을 필수로 요하기 때문에 육류, 생선류 등을 섭취해서 필요한 에너지를 만들어 면역력을 높여야 한다.

둘째, 머리카락이 얇아지고 건조해져 많이 빠지게 된다. 지방과 탈모가 관련이 있기 때문이다. 적당한 지방이 유지되어야 두피와 모낭 주변에 영양이 원활하게 공급될 수 있다.

셋째, 지방은 뇌를 싸고 있는 세포막의 주성분이기 때문에 지방 섭취량이 부족하면 뇌 활동이 둔해지고 기억력이 떨어질 수 있다. 아침밥보다 10분이라도 더 자는 것이 좋았던 학창 시절, 어른들은 공부하기 위해서 아침밥을 꼭꼭 챙겨 먹으라고 하셨다. 그 당시에는 몰랐지만 공부하려면 밥을 잘 챙겨 먹으라는 어른들의 말이 틀린 말이 아니라는 것이다.

뇌 건강을 위해서 필수 지방산의 하나인 오메가3 지방산이 많이 함유되어있는 고등어, 굴 등을 섭취하는 것이 중요하다. 오메가3 지방산은 뇌 세포를 공격하는 아밀로이드 베타*가 뇌에 쌓이는 것을 막고 기억을 저장하는 해마 신경 세포의 손실도를 감소시켜 기억력 개선에 도움을 준다.

오메가3 지방산 종류는 알파리놀렌산*과 EPA*, DHA*가 있다. 알파리놀렌산의 영양학적 기능은 현재 충분히 밝혀지지 않았지

----

* **아밀로이드 베타** 알츠하이머 환자의 뇌에서 발견되는 시나일 플라크의 주성분이다.
* **알파리놀렌산** 아마기름, 호두기름 같은 식물성 기름에 다량 함유되어 있다.
* **EPA** 몸 안에서 생성되지 않아 식물성 플랑크톤, 클로렐라, 어류, 어간류 등 음식물을 통해 섭취해야 한다.
* **DHA** 몸 안에서 생성되지 않아 등 푸른 생선, 어패류 등 음식물을 통해 섭취해야 한다.

만 EPA, DHA는 흔히 우리가 알고 있듯 혈류 개선 효과와 항염증 작용 효과가 있다.

마지막으로 지방 섭취가 줄어들면 변이 묽어질 수 있다. 지방이 위장의 점막을 감싸 내벽을 보호하기 때문에 지방 섭취가 부족하면 스트레스와 음식물로 인한 자극을 막을 수 없어 위에 염증이 생기게 되고, 영양분을 흡수하지 못해 설사를 자주 하게 되는 것이다. 또한 채소를 너무 많이 섭취해도 변이 묽어지는 증상이 나타나기도 하는데 이럴 경우에는 생선이나 살코기, 식물성 오일이 포함된 식사를 하는 것이 중요하다.

위와 같은 이유로 지방이 몸에 나쁜 영향을 미칠 것이라는 편견을 버리고 '좋은 지방'인지 '나쁜 지방'인지 잘 따져봐야 한다. 지방은 불포화 지방, 포화 지방, 트랜스 지방 이렇게 세 가지 종류가 있다.

‖ 불포화 지방

견과류, 식물성 기름, 채소, 등 푸른 생선 등에 들어 있는 불포화 지방은 콜레스테롤 수치를 안정시키고 혈액 순환을 원활하게 도와 심혈관 질환 예방에 도움을 준다.

불포화 지방이 결핍되면 건망증, 우울증 등이 생길 수 있는데 이 불포화 지방은 몸속에서 스스로 만들어낼 수 없어 반드시 음식을 통해서 섭취해야 한다. 불포화 지방은 주로 식물성 기름, 견과류, 아보카도, 꽁치, 고등어, 연어, 참치와 같은 식품에 포함되어있다.

우리는 다이어트를 할 때 주로 운동과 식단 관리를 하는데 가장 참기 힘들 때가 눈앞에 맛있는 음식이 있을 때이다. 그럴 때마다 우리는 합리화를 한다. "괜찮아. 회는 먹어도 살 안 쪄." 이런 악마의 속삭임에 회를 한 점 한 점 먹어 나간다. 회는 고기보다 지방도 적어 보이고 쫀득쫀득한 것이 살이 덜 찔 것 같기도 하다.

정말 살이 찌는 음식과 찌지 않는 음식이 나누어져 있는지 의문이 들 것이다. 아쉽지만 회도 살은 찐다. 작은 위로를 하자면 어떤 음식을 먹어도 살이 찌지만 생선에 함유된 지방은 육류에 함유되어 있는 지방과는 달리 불포화 지방산의 함량이 높기 때문에 몸에는 더 이롭다.

불포화 지방산에는 체내에서 합성할 수 없는 필수 지방산이 풍부하다. 필수 지방산은 흔히 우리가 알고 있는 나쁜 콜레스테롤인 LDL콜레스테롤의 수치는 낮추고 항산화, 항염증 작용을 하는 좋은 콜레스테롤인 HDL콜레스테롤의 수치는 높여준다. 그렇기 때문에 필수 지방산을 많이 섭취하면 혈액 순환이 원활해져 LDL콜레스테롤이 혈관 벽에 결합해 축적되는 동맥 경화 등 성인병 발생을 줄일 수 있다.

불포화 지방산의 한 종류인 필수 지방산은 몸에서 필요한 만큼 우리 스스로가 충분히 합성할 수 없기 때문에 음식을 통해서 섭취해야 하는 지방산이다. '필수'라는 말이 붙어있듯이 이름처럼 몸에 꼭 필요하고 부족하면 성장이 정지되는 등 문제가 생긴다.

필수 지방산은 모두 불포화 지방산으로 리놀레산, 리놀렌산, 아라키돈산 등이 여기에 속한다. 리놀렌산은 참기름, 콩기름, 옥수수유, 해바라기씨유, 홍화씨유 같은 식물성 기름에 많이 들어있으며 피부의 구성 성분으로 피부 건강과 밀접한 관련이 있다. 아라키돈산은 간이나 동물성 지방에 풍부하게 들어있으며 염증 반응을 조절하는데 관련이 있는 지방산이다. 세포가 성장하고 신체가 발달하는 데에 꼭 필요하지만 몸에서 생성해 낼 수 없기 때문에 음식을 통해서 공급받아야 한다.

우리가 잘 알고 있는 오메가3, 오메가6는 염증을 조절하는 데 중요한 역할을 한다. 보통 오메가3는 영양제로 많이 챙겨 먹는데 주로 DHA와 EPA가 포함된 생선이나 잎채소에 많이 포함되어 있다. 만일 오메가3 섭취가 부족할 때 오메가6를 많이 섭취하면 필수 지방산이었던 오메가6가 염증을 유발하는 매개체로 변하기 때문에 적절한 양을 섭취하는 것이 중요하다.

‖ 포화 지방

포화 지방은 몸 안에서 세포막을 만들고 체온을 조절하며 지방 조직을 생성하기 때문에 꼭 필요한 영양소이지만, 다량 섭취하면 몸에 해롭기 때문에 나쁜 지방이라고 알려져 있다. 육류, 돼지기름, 베이컨, 버터, 치즈나 마요네즈에 들어있는 포화 지방은 콜레스테롤과 합성하려는 성질이 있어 많이 섭취하게 되면 나쁜 콜레스테롤이라고 알고 있는 LDL콜레스테롤 수치가 올라가기 때문이다.

포화 지방을 과다하게 섭취하면 난소암, 유방암, 췌장암이 걸릴 수 있으며 알츠하이머, 파킨슨병과 같은 뇌기능 장애가 발생할 수 있다. 더불어 혈관 건강 악화로 동맥 경화가 생기고 혈압이 상승해 비만, 심혈관 질환, 뇌졸중의 위험이 높아진다.

‖ 트랜스 지방

트랜스 지방이란 불포화 지방산이 산패하는 것을 막고 보존 기간을 늘리기 위해 액체 상태의 식물성 기름을 반고체나 고체의 상태로 가공하는 과정에서 만들어진다. 때문에 치킨, 피자, 도넛, 핫도그, 튀김 같은 음식에는 식품 가공 중 만들어진 트랜스 지방이 함유되어 있다. 육류, 해산물 그리고 유제품에도 일부 포함되어 있긴 하지만 가공된 인스턴트 음식에 이런 해로운 지방이 더 많이 포함되어 있다.

트랜스 지방은 나쁜 콜레스테롤인 LDL콜레스테롤 수치를 증가시키고 좋은 콜레스테롤인 HDL콜레스테롤 수치를 감소시킨다. 게다가 알츠하이머나 치매에 걸릴 확률을 50~75% 높인다고 한다.

식품의약품안전처는 2007년부터 트랜스 지방 함량을 표기하는 것을 의무화하고 있는데, 의무화가 시행되면서 가공식품의 트랜스 지방 함량이 감소하고 있지만 트랜스 지방 함량이 0.2g 미만인 경우에는 포함량을 0g으로 표기할 수도 있다.

트랜스 지방 0g인 식품을 섭취한 경우 트랜스 지방을 섭취하지 않았다고 생각하더라도 실질적으로는 우리도 모르게 섭취하고 있을 수 있기 때문에 조금 더 주의를 기울여야 한다.

물론 베이컨이나 소시지를 즐겨 먹는 서양인에 비해 한국인의 트랜스 지방 섭취량은 높지 않다. 그러나 간식 제품, 건강 보조 식품, 기호 식품까지 간편하게 섭취할 수 있으면서 다양한 종류의 가공식품이 증가할 뿐 아니라 외식을 하는 사람들이 점점 늘어나고 있으므로 우리나라 또한 안심하기는 어렵다.

그러므로 집에서 식사할 때에는 되도록 가공식품을 피하고 볶음밥 같은 요리를 할 때에도 마가린을 사용하기 보다는 참기름, 들기름, 콩기름, 옥수수유, 카놀라유, 포도씨유, 올리브유와 같은 식물성 식용유를 사용하는 것이 건강에 더 좋다.

이처럼 우리는 지방을 현명하게 선택할 수 있는 안목을 길러야 한다. 지방을 섭취하라는 말은 육류만 섭취하라는 말이 아니다. 몸에 좋은 지방을 섭취하는 것이 중요하다. 생선 중에서도 고등어처럼 지방이 풍부한 생선에는 오메가3가 풍부하게 들어있을 뿐 아니라 DHA와 EPA라는 지방산이 풍부하게 들어있어 장내 세균총에 이롭고 몸 안의 염증 수치를 떨어트려 염증이 발생하는 것을 예방할 수 있다.

퇴근 후 먹는 치킨, 출출할 때 한 입 베어 무는 도넛, 영화를 보면서 먹는 팝콘, 껌, 과자. 모두 우리를 행복하게 해주는 달콤하고 맛있는 음식들이다. 고칼로리 음식들이 맛이 없을 수가 없지 않은가?

모 여배우의 '맛있게 먹으면 0칼로리'라는 말이 크게 유행한 적이 있다. 먹고 싶은 음식은 한없이 많고 다 먹자니 늘어나는 뱃살을 걱정하는 사람들이 죄책감을 덜 수 있었기 때문에 크게 유행했을 것이다.

어떤 태도를 가지고 음식을 먹느냐에 따라 포만감을 느끼는 정도가 달라지기도 하기 때문에 어느 정도 신빙성이 있는 말이다. 그러나 이왕이면 건강한 우리 몸을 위해서 좋은 지방이 들어 있는 음식을 맛있게, 0칼로리로 즐기자.

키토식은
정말 건강한
것일까

시중에는 많은 다이어트 보조제와 식품이 나와 있다. 배 부르게 먹어도 한 포만 섭취하면 영양소는 그대로 흡수되면서 칼로리는 반이라는 다이어트 보조제가 셀 수도 없이 많다. 이런 마법의 약이 있다면 세상에는 건강하고 날씬한 사람들만 있을 것이다.

이렇게 우리는 먹는 음식의 칼로리를 먼저 걱정한다. 황제 다이어트, 저탄고지, 채식 등 다이어트 식단마다 성공한 사람들은 그 다이어트 식단을 강력하게 추천하는 반면, 실패한 사람들은 그 식단은 정말 별로라며 손을 절레절레 흔들고 또 다른 다이어트 식단을 찾아 헤맨다.

건강 혹은 미용, 어떠한 목적이든 살을 빼고자 하는 사람들은 한 번쯤 들어봤을 법한, 아니면 대중 매체에서라도 한 번쯤을 접했을 단어인 저탄고지의 정확한 뜻을 알아보자.

저탄고지 식단이라고 하면 많이들 들어보았지만 '키토식'은 조금 낯선 단어처럼 느껴진다. 키토식은 케토제닉 식단LCHF, Low Carb, High Fat diet의 줄임말로 흔히들 알고 있는 저탄수화물 식단이다. 의학 용어로는 키토시스* 상태에 머무는 식단인데, 탄수화물 섭취를 줄여 몸에 남아 있던 지방을 에너지원으로 사용할 수 있도록 몸의 신진대사를 변화시키는 것이다. 아무리 열심히 운동을 하더라도 식습관을 바꾸지 않으면 건강하게 정상 체중을 찾기 힘들다.

우울할 때 팬케이크, 와플, 베이글, 카스텔라, 샌드위치, 단팥빵 할 것 없이 빵을 찾는 빵순이들이 있다. 탄수화물을 끊는 게 세상에서 제일 어려운 사람들이다. 빵이나 면 같은 탄수화물은 칼로리는 높지만 포만감이 적기 때문에 가장 큰 다이어트 실패 원

----

* **키토시스** 탄수화물 대사가 정상적으로 진행되지 않을 때 지방 분해가 과다해져 조직과 체액에 비정상적으로 많은 케톤체가 발생해 축적되며 일어나는 증상이다.

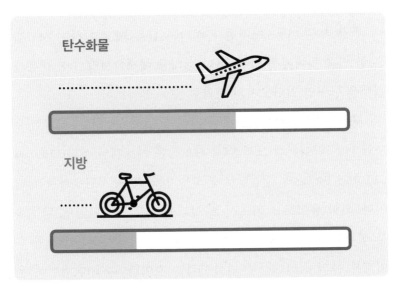

체내에서 탄수화물은 빠르게 연소되고 지방은 느리게 연소된다.

인으로 꼽힌다. 달콤한 탄수화물의 유혹인 것이다.

　인간은 최소 1만 2천 년 전부터 빵을 먹었다고 한다. 빵의 역사가 인류의 역사만큼이나 오래되었다는 말이다. 이렇게 빵은 인류의 역사와 늘 함께하고 있었는데 이제는 빵이 다이어트의 제일 큰 적이라고 말한다. 빵은 대부분 정제된 탄수화물과 지방, 당으로 이루어져 빵을 먹으면 건강에 좋지 않고 살도 찌기 때문이다.

　그렇다면 왜 하필 탄수화물을 줄이고 지방을 늘려야 할까?

해답은 몸에서 연소되는 시간에 있다. 당과 식이 섬유로 이루어진 탄수화물은 몸에서 빠르게 연소되는 반면 지방과 단백질은 느리면서도 일정하게 연소되기 때문에 같은 양을 섭취했을 때 탄수화물에 비해 살이 덜 찐다. 일정하게 연소되는 것이 왜 중요한지 알아보자.

단순 당을 예로 들겠다. 우리의 몸이 탄수화물, 지방, 단백질 같은 필수 영양분을 필요로 하는 것처럼 세포 내에서는 단순 당이 필수적이다. 하얀 설탕으로 불리는 정제당은 섭취 후 체내에서 빠르게 흡수되는 단순 당으로 분해되어 혈당을 빠르게 올린다.

단순 당은 빵 같은 인스턴트에 소량 들어있긴 하지만 채소의 탄수화물로 단순 당을 얻는 것이 좋다. 빵에서 얻은 당분과는 달리 채소나 과일에 포함되어있는 단순 당은 결장까지 내려가 천천히 당분을 공급해 급격하게 혈당이 상승하는 것을 막을 수 있기 때문이다.

이렇게 일정하게 흡수되는 것은 급격한 혈당 상승을 막아 혈당 상승에 따른 급격한 인슐린 분비 후 오는 배고픔, 인슐린 저항성 등을 예방할 수 있다. 어느 것이든지 일정하고 천천히 진행되는 것이 좋다.

‖ 저탄수화물

탄수화물은 혈당을 상승시키기 때문에 섭취 비율을 조절하는 것이 중요하다. 탄수화물을 끊임없이 섭취하면 몸속에서는 혈당을 낮추기 위해 식사 후 인슐린 분비를 자극해 췌장을 힘들게 한다. 결국 당 처리가 되지 못해 혈액 내 당이 유입되고 소변으로 배출되는 당뇨와 같은 현상을 유발하게 된다. 이 과정이 지속적으로 반복되면 제2형 당뇨가 생긴다.

또한 혈당이 상승하면 뇌가 위축된다. 알츠하이머, 혈관성 치매 환자들의 뇌 MRI를 보면 뇌가 상당히 쪼그라들어 있다. 뇌가 수축되는 원인은 크게 세 가지로 압축할 수 있으나 중요한 것은 고탄수화물로 인한 혈당 상승으로부터 시작하여 뇌에 손상을 준다는 것이다.

이렇게 탄수화물은 혈당 상승 문제도 있지만 에너지로 사용되고 남은 탄수화물은 중성 지방으로 합성되어 고중성 지방 혈증을 야기한다. 때문에 일반 성인의 경우 55~65%, 당뇨가 있을 경우 50~60% 비율의 탄수화물 섭취를 권고한다.

특히 우리나라는 밥이 주식이기 때문에 식습관 특성상 탄수화물의 비중이 높다. 그래서 대부분의 한국인은 '탄수화물 중독'이라고 한다. 우리는 라면에 떡을 넣어 떡라면을 먹고 후식으로 밥을 말아먹고, 즉석 떡볶이를 먹고 후식으로 양념에 볶음밥을 해먹으며, 스파게티를 먹고 후식으로 케이크를 먹는다. 메인으로 탄수화물을 먹고 또 후식으로 탄수화물을 먹는 경우가 많은 것이다. 그러므로 탄수화물을 줄이고 지방 비율을 높이는 저탄고지 식단을 유지하며 스스로 탄수화물을 과다하게 섭취하고 있지 않은지 체크해보는 것이 좋다.

➕ 탄수화물 중독 자가 진단

1	아침을 배불리 먹어도 점심시간 전에 배가 고프다.	
2	밥, 빵, 과자 등 음식을 먹기 시작하면 끝이 없다.	
3	금방 음식을 먹어도 만족스럽지 못하고 더 먹는다.	
4	정말 배고프지 않더라도 먹을 때가 있다.	
5	저녁을 먹고 간식을 먹지 않으면 잠이 오지 않는다.	
6	스트레스를 받으면 자꾸 먹고 싶어진다.	
7	책상이나 식탁 위에 항상 과자, 초콜릿 등이 놓여있다.	
8	오후 5시쯤 피곤함과 배고픔을 느끼고 일이 손에 안 잡힌다.	
9	과자, 초콜릿 등 단 음식을 상상만 해도 먹고 싶어진다.	
10	다이어트를 위해 식이조절을 하는데 3일도 못 간다.	

3개   주의! 위험한 수준은 아니지만 관리가 필요함

4~6개   위험! 탄수화물 섭취를 줄이기 위한 식습관 개선이 필요함

7개 이상   중독! 전문의 상담이 필요함

탄수화물 섭취와 수면의 관계를 연구한 결과 빵 등 정제된 곡물로 이루어진 식품이나 설탕 섭취가 많은 사람들은 그렇지 않은 사람들보다 불면증을 겪을 가능성이 높았다. 정제된 탄수화물을 섭취함으로써 혈당 수치가 급격히 변하여 호르몬 교란이 일어나게 되면 잠을 깨게 하는 아드레날린이나 코르티솔과 같은 호르몬이 과다하게 분비될 수 있기 때문이라고 추정하고 있다. 다음날 출근을 해야 한다던지 일찍 잠들어야 하는 늦은 밤에도 잠들지 못하는 이유를 못 찾았었다면 탄수화물 섭취가 너무 많지는 않았는지 다시 생각해 봐야 한다.

1990년대 미국에서는 건강식 열풍이 불었고 로버트 앳킨스[*] 박사의 연구 결과를 잘못 해석해 미국인의 10%가 탄수화물을 전혀 먹지 않는 현상이 일어나기도 했었다. 미국 뿐 아니라 우리나라에서도 2016년, 쌀은 살이 찐다고 탄수화물을 기피하는 현상이 일어나 쌀 소비가 30년 만에 반토막 나는 일이 있었다.

앳킨스 박사의 연구는 탄수화물이 몸에 좋지 않으니 섭취하

----

* **로버트 앳킨스** 1972년 《다이어트의 혁명》을 출간하면서 탄수화물보다는 달걀, 치즈, 고기, 버터 등을 마음껏 먹어야 한다는 황제 다이어트를 제안한 학자로 2003년 혈관 및 심장 질환 등으로 사망하였다.

면 안된다는 말이 아니다. 탄수화물은 뇌의 기능에 중요한 에너지원이 될 뿐만 아니라 탄수화물을 섭취하지 않으면 집중력 저하, 우울증, 근력 감소 등이 발생할 수 있기에 탄수화물 섭취를 완전히 중단하는 것은 위험하다. 때문에 탄수화물은 전체 섭취량의 20% 이하로만 제한하는 것이 좋다. 이렇게 탄수화물을 줄여야 하는 이유는 체중을 조절하기 위함만이 아니었다.

‖ 고지방

저탄고지라고 해서 너무 지나친 고지방식은 포화 지방산이 많아 총콜레스테롤 뿐 아니라 나쁜 콜레스테롤인 LDL콜레스테롤 수치를 상승시킬 수 있다. 반대로 지나치게 지방을 먹지 않으면 상대적으로 탄수화물 섭취가 늘어나기 때문에 중성 지방이 높아지고 좋은 콜레스테롤인 HDL콜레스테롤은 낮아진다. 앞서 말한 것처럼 지방의 섭취를 늘리되 자연에서 얻을 수 있는 좋은 지방을 포만감을 느낄 수 있게 먹어야 한다. 고지방을 섭취하라는 말은 절대 기름진 음식을 잔뜩 먹으라는 것이 아니다.

지방 섭취를 10% 정도 감소시키면 하루 16g 정도의 체중 감소 효과가 나타나기는 하지만 이렇게 해서 얻은 체중 감소 효과는 1년 이상 지속되지 못한다는 연구 결과가 있다. 물론 지나친 지방 섭취를 할 경우에는 저지방식을 권유할 수도 있지만 지나친 저지방식 또한 몸에 안 좋은 영향을 미치기 때문에 지방의 조성을 생각하여 식단을 짜야 한다.

지방산의 종류는 포화 지방산과 불포화 지방산으로 나눌 수 있다. 포화 지방산은 총콜레스테롤과 LDL콜레스테롤 수치를 높이는데, 식단에서 포화 지방산이 차지하는 비율이 1% 증가할 때마다 LDL콜레스테롤 수치가 0.8~1.6mg/dL 정도 높아진다는 연구 결과가 있다.

포화 지방을 줄이기 위해서 육류보다는 불포화 지방산이 많이 함유된 고등어나 연어 같은 생선을 섭취하고 육류를 섭취할 때에는 포화 지방산이 많은 껍질과 지방층을 제거한 후 살코기만 섭취하는 것이 좋다. 또한 소시지, 핫도그, 베이컨을 적게 먹고 버터나 마가린보다는 불포화 지방산이 많이 포함된 참기름이나 들기름, 올리브유를 사용하는 편이 좋다.

앞서 말한 것처럼 케토제닉 요법은 탄수화물 섭취를 제한해 지방을 에너지원으로 쓰도록 도와주는 식이 요법이다. 이렇게 지방을 에너지원으로 사용하면 체중 감량, 혈당 안정화, 인슐린 민감성 정상화, 혈압 개선, 포도당과 콜레스테롤 수치 개선 효과를 볼 수 있다.

지금까지는 다이어트라고 하면 먹는 것을 최대한 줄이고 칼로리를 생각하면서 먹는 것에 제한을 했지만 키토식은 지방을 훨씬 더 많이 섭취하라고 한다. 즉, 지방에 대한 인식을 바꾸라는 것이다. 키토 식단은 기존의 다이어트와는 다르게 먹는 칼로리에 제한을 두지 않고 인공 정제된 나쁜 탄수화물을 줄이는 데 집중하여 배가 충분히 부를 때까지 먹는 것이 핵심이다.

자글자글 익어가는 삼겹살과 보글보글 끓고 있는 된장찌개의 냄새를 맡게 되면 입 안 가득 군침이 돌면서 '한 입 먹어볼까?'라는 생각이 절로 들 것이다. 유혹을 뿌리치지 못하고 삼겹살과 된장찌개를 가득 먹고 볶음밥까지 볶아 먹은 후 빵빵하게 부른 배를 두드리면서 TV를 튼다. 마침 뉴스에서는 고혈압, 당뇨, 이상 지질 혈증과 같은 성인병의 위험성, 현대인의 식습관의 위험성에 관한 이야기가 나온다. 10년 뒤에 고혈압, 고지혈증, 당뇨에 걸릴지도 모른다는 두려움에 조금 전까지 맛있게 먹었던 삼겹살과 된장찌개가 떠오르며 괜히 먹었나 싶다.

그렇다고 몸에 좋지 않다는 음식을 절대 먹지 않고 살아갈 수도 없다. 그런 음식을 모두 가리다 보면 우리는 먹을 것이 없다. 언젠가 또 보글보글 끓고 있는 된장찌개와 노릇노릇 익어가고 있는 불판 위의 고기를 보면 유혹에 넘어갈 것이다. 그렇기 때문에 저탄고지 식단으로 식사를 할 때에도 개인의 식습관을 바탕으로 채소, 생선, 통곡물 등 각종 영양소가 풍부하게 들어가도록 식단을 짜는 것이 중요하다.

고지방 식단이 좋다, 나쁘다, 고기를 섭취하는 것이 좋다, 나쁘다, 종잡을 수 없을 정도로 여러 말들이 있다. 하지만 지금까지 채소와 과일이 몸에 해롭다는 주장은 없는 것으로 봐서 채소와 과일에는 비타민을 비롯해 미네랄, 식이 섬유, 항산화 물질 등 우리 몸에 좋은 성분이 많이 들어 있음은 틀림없다.

TV나 인터넷에서 다이어트를 위해 많은 식단이 소개되고 있는데 대체적으로 공복 시간을 지키기, 생활 습관을 교정하기와 같이 공통적으로 말하고자 하는 것이 있다. 아무것도 먹지 않는 공복 시간이 유지되면 인슐린 저항성이 줄어든다.

에너지를 낼 때 우리 몸속의 세포들은 혈당을 에너지원으로 사용한다. 혈액 속을 떠돌아다니던 혈당이 세포 속으로 흡수되어 에너지로 사용되려면 인슐린이 필요하다. 즉 인슐린은 혈당이 세포 속으로 잘 들어갈 수 있도록 도와주는 문지기 역할을 하는 것이다.

인슐린 저항성이란 인슐린에 어떤 문제가 생겨서 인슐린이 있더라도 일을 못하는 것을 뜻한다. 혈당이 세포 속으로 잘 들어갈 수 있도록 도와주지 못하고 혈당이 계속 혈액 속을 떠돌아다니기 때문에 혈당 조절이 되지 않는 것이다.

몸에 좋지 않은 탄수화물을 섭취하거나 끊임없이 과도하게 탄수화물을 섭취하면 혈액 내에 당이 증가하고 우리 몸은 해독을 할 시간을 가지지 못한다. 공복 시간을 유지해주어야 인슐린 저항성이 줄어들 수 있다.

몸을 해독하기 위해서든 단기간 살을 빼기 위해서든 잘못된 다이어트를 하는 사람들이 있다.

잘못된 다이어트를 할 때 나타나는 증상

· **하루 종일 배고픈 느낌이 든다.**

우리가 살아가기 위해서는 각종 영양소가 필요하다. 식사를 했는데도 지속적인 배고픔이 들면 위험하다는 신호이다.

· **하루 종일 짜증이 난다.**

부족한 칼로리는 부정적인 감정을 불러일으키기도 한다. 무리한 다이어트를 지속했을 때 우울증이나 불안감, 짜증과 예민함이 잦아지는 경우가 있다.

- **하루 종일 몸이 춥다.**

  적당한 지방은 체온을 유지하는데 사용된다. 먹는 양에 비해 소비되는 칼로리가 지나치게 높거나, 먹는 양이 지나치게 적은 사람은 체온이 낮다. 다이어트를 시작한 후에 추위를 잘 느끼거나 으슬으슬한 기분이 들면 영양이 부족하다는 신호이다.

- **자주 피곤하고 머리카락이 빠진다.**

  음식을 통해 얻는 영양분으로 에너지를 만들고 세포를 재생한다. 하지만 영양소가 충분하지 않으면 호르몬의 불균형이 일어나 탈모가 생길 수 있다. 게다가 소비되는 칼로리보다 섭취하는 칼로리가 낮으면 영양 균형이 깨져 신체의 피로도도 올라간다.

이런 증상이 있다면 잘못된 다이어트를 하고 있는 것이다. 본인의 식단을 다시 한 번 되돌아봐야 한다.

키토식, 저탄고지 식단은 염증을 가라앉히고 몸을 건강하게 만들면서 정상 체중을 유지하는 데 도움이 된다. 무엇보다도 맛있게 음식을 먹을 수 있으면서 건강하게 다이어트 할 수 있는 식단이라 할 수 있다. 결론적으로 저탄고지 식단의 효과는 체중감량, 활력 증진, 혈압 수치 정상화, 피부 문제 개선, 염증 감소, 암 예방, 호르몬 신진대사 촉진 등이다.

저탄고지 식단에 부작용이 없다고 말할 수는 없지만, 이 책을 쓰는 이유는 많은 사람들이 건강하게 체중을 감량하길 바라기 때문이다. 사람마다 식습관과 가지고 있는 기저 질환이 다르기 때문에 키토식, 저탄고지 식단을 시작했을 때 키토플루라는 부작용이 생기는 사람도 있다. 대부분 일주일에서 열흘 전후로 적응기에 발생하는 자연스러운 현상이기는 하다.

주로 두통, 무기력증, 구토 현상과 같은 증상이 나타날 수 있기 때문에 저탄고지 식단을 시행하면서 염분이 떨어지지 않도록 염분 섭취를 적당히 해주고 평소보다 물과 채소를 많이 섭취해주는 것이 중요하다. ABC, ACC, BBC주스를 함께 섭취하면 수분과 식이 섬유 섭취를 동시에 할 수 있기에 이 책에서 소개하는 주스와 키토식을 함께 시행하는 것을 추천한다.

탄수화물을 줄이는 것은 최선이 아니다

어떤 사람들은 "요즘 살쪘네?"라고 말하는 동시에 '내가 너무 운동을 안했네'라고 생각한다. 그리고 숨쉬기 운동과 이동할 때 걸어 다니는 것이 운동이라고 굳게 믿는 사람들이 많다. 우리가 살이 찌는 이유는 운동을 하지 않은 탓도 있지만 대부분은 무언가를 많이 먹기 때문이다. 그렇기 때문에 체중을 감량하기 위해서는 운동과 식습관 개선이 함께 이루어져야 한다.

체중 관리를 할 때 가장 힘든 것이 탄수화물 조절이다. 탄수화물로 이루어진 라면을 먹고 탄수화물인 밥까지 말아먹는 한국인에게 탄수화물을 끊으라는 것은 여간 힘든 일이 아니다. 세계적인 요리 과학자이자 칼럼니스트인 해럴드 맥기는《음식과 요리》에서 "인류의 삶에서 곡물의 중요성은 아무리 강조해도 지나치지 않는다."라고 말한다.

인류 초기에는 과일을 채집하고 사냥을 통해 음식을 섭취했지만 구석기 시대 이후부터는 정교한 도구를 제작하고 돌을 사용하여 곡물을 갈기 시작했다. 농경이 시작되기 최소 1만 2천 년 전부터 구석기인들은 곡물을 가공해서 먹었는데 아주 먼 옛날과 지금을 비교해서도, 전 세계를 비교해서도 탄수화물을 에너지원으로 사용했다. 즉 우리 삶에서 탄수화물은 뺄 수 없다는 말이다.

지금도 우리나라 뿐만 아니라 일본, 중국 등 대부분의 아시아 지역에서는 식단의 70~80%가 곡물이다. 중국 사람들은 수천 년 동안 기장을 끓인 죽을 먹어왔으며 일본에서는 여름에는 차가운 쌀죽에 매실이나 채소 절임을 곁들여 먹고 겨울에는 메추라기 고기와 알을 곁들인 죽을 먹기도 한다.

베트남에서는 응고된 돼지 피를 쌀죽에 넣은 차오를 먹고 아메리카에서는 수천 년 전부터 옥수수 죽을 먹었다. 결국 소금, 설탕, 꿀, 참기름 같은 첨가되는 향신료가 달랐을 뿐이지 아시아, 유럽, 아프리카 할 것 없이 비교적 저렴한 가격으로 만들기도 쉬웠던 곡물을 가공한 죽이나 빵 같은 음식들을 주로 섭취해왔다.

이처럼 곡물 재배와 함께 시장이 형성되는 등 탄수화물은 사회 발전의 원동력이 되었다. 이처럼 곡물은 쌀밥으로, 빵으로 지금도 우리가 하루를 살아갈 수 있는 에너지의 원동력이 되고 있다.

아침밥을 고봉밥으로 먹은 우리 선조들과는 달리 유럽의 중세시대에는 과식, 과음 등 육체와 관련된 모든 쾌락이 금지되어 금식을 하는 것을 덕목으로 여겼다고 한다. 유럽의 중세 시대 사람들에게 '아침밥을 먹는다'는 것은 '힘든 농사일을 하기 위해 칼로리를 섭취해야하는 빈민층'을 의미했다.

현대에도 빠르게 흘러가는 세상 속에서 힘내서 일하기 위해 밥을 먹는 것과 비슷하게, 힘든 노동을 위해서 아침에는 채소나 과일보다는 고기와 튀긴 음식과 같은 고칼로리 음식, 지방, 콜레스테롤, 탄수화물, 나트륨이 잔뜩 들어간 음식을 주로 섭취한다.

이러한 식습관은 심장병, 당뇨병, 뇌졸중에 걸릴 확률을 높인다. 지금도 우리네 밥상을 쭉 둘러보면 탄수화물이 가장 높은 비율을 차지하고 있기 때문에 건강을 위해서는 탄수화물 섭취량에 좀 더 신경 써야 한다.

앞서 말한 것 같이 탄수화물을 섭취하면 당으로 분해되어 온몸에서 에너지원으로 사용되고 나머지는 지방 형태로 저장된다. 탄수화물은 우리 몸에 포도당이 쉽게 저장되도록 도와주는데 이로 인해 혈당 수치가 높아지면 비만, 당뇨병, 심장 질환 등의 위험률이 높아지는 것이다.

다이어트를 위해서 흰 쌀, 흰 밀가루, 흰 설탕을 먹지 말라는 이야기를 들어본 적이 있을 것이다. 이 세 가지는 칼로리가 같다 하더라도 가공 과정을 여러 번 거치면서 영양분을 잃은 상태이기 때문이다.

대부분의 칼로리를 탄수화물에서 얻는 한국인에게 탄수화물은 비만의 주범이다. 탄수화물 중에서도 위와 같은 흰 쌀밥이나 제분된 밀가루, 정제된 설탕 등이 가장 위험하다. 이것들은 혈당 수치를 급격하게 올릴 뿐 아니라 체내 지방으로 빠르게 전환되기 때문이다.

인체는 탄수화물 당을 에너지로 바꾸기 위해 인슐린을 분비하게 되는데 이렇게 탄수화물을 섭취하는 습관을 가지면 탄수화물 당에 대해 인슐린이 분비되는 것이 당연하게 여겨져 체내에 탄수화물이 들어오면 대체로 지방을 저장하는 쪽으로 변해간다. 이를 '글리코겐 로딩'이라고 한다.

저장량은 사람마다 다르지만 만약 몸속에 저장을 하고도 넘치게 탄수화물을 섭취하면 일단 나머지 탄수화물은 간에 저장된다. 그리고 추가적인 활동이 생기면 이 탄수화물을 먼저 에너지로 사용하지만 만일 사용하지 못한 경우에는 지방으로 바꾸어 저장된다.

그렇다고 탄수화물을 아예 먹지 않는 게 건강에 도움이 된다는 것은 아니다. 탄수화물은 우리가 일상생활을 할 때 가장 기본적으로 필요한 요소이다. 짧은 시간 안에 피로 회복을 할 때에도, 근육을 생성할 때에도 탄수화물이 필요하다. 탄수화물은 유일한 뇌의 에너지원일 뿐 아니라 우리가 하루를 살아가는데 필요한 열량의 50~60%를 차지하고 있기 때문이다.

뇌가 중요한 역할을 한다는 것은 당연히 모두가 알고 있을 것이다. 탄수화물이 뇌 기능에 관여하고 있기 때문에 탄수화물을 거의 섭취하지 않으면 뇌의 기능이 떨어져 집중력과 건망증이 생길 수 있으며 심할 경우에는 무기력증과 근손실이 생길 수 있다.

저탄고지 식단, 키토식으로 다이어트를 성공한 사람들도 본인이 가지고 있는 질병이나 생활 습관에 따라 부작용이 생길 수 있다. 저탄고지라고 해서 무조건 탄수화물을 먹지 말라는 말이 아니다. 적당히 먹는 좋은 탄수화물은 다이어트에 도움이 되고 건강의 핵심이 된다.

탄수화물은 섭취하고 나서 혈당의 변화율과 흡수율에 따라 좋은 탄수화물과 나쁜 탄수화물로 나뉘게 된다. 탄수화물의 기본단위는 '당 분자'로 이것이 몇 개가 합쳐져 있는지에 따라 종류가 나뉜다.

구분	결합 개수	이름	형태
단순 당	1개 결합	단당류	포도당, 과당
	2개 결합	이당류	설탕
복합 당	3개 이상 결합	다당류	식이 섬유, 올리고당, 녹말

당 분자의 결합에 따른 탄수화물의 종류

단순 당은 흡수와 분해가 빨라 혈당을 빠르게 높이고 에너지원으로 사용된다. 하지만 다량 섭취 시 비만과 당뇨가 생길 수 있다. 복합 당은 소화되는 데 시간이 오래 걸리지만 혈당을 서서히 올린다. 결국 단순 당보다 복합 당을 섭취하는 것이 더 좋다.

다들 눈치 챈 것처럼 좋은 탄수화물은 혈당을 천천히 올려 뇌의 에너지원이 되기도 하고 근손실을 막아주며 소화하는 데 도움을 주고 장 속에 좋은 균이 자랄 수 있도록 돕는다. 반대로 꼭 나쁜 탄수화물이라고 할 수는 없지만 단순 당을 다량으로 섭취하면 혈당이 급격하게 올라갔다가 이 혈당을 낮추기 위해 췌장에서 인슐린을 분비하고, 과잉 분비된 인슐린에 의해 일시적으로 저혈당 상태가 되기도 한다. 이런 상태가 되면 혈당을 올리기 위해서 다시 탄수화물을 섭취 해야겠다는 욕구가 생긴다. 이 과정이 반복되어 학습에 의해 당이 들어오면 에너지로 사용하기보다는 저장하는 체질로 바뀌는 것이다.

어르신들 중에는 정제된 탄수화물로 만들어진 떡을 간식으로 매일 드시는 분들이 많다. 탄수화물인 밥을 먹고도 또 탄수화물인 떡을 간식으로 먹는다. 이렇게 끊임없이 탄수화물을 찾게 되는 '탄수화물 중독'으로 나쁜 탄수화물을 섭취할수록 뇌는 점점 더 많은 탄수화물을 섭취하고 싶어한다. 뇌에서 '행복 호르몬'이라고 불리는 세로토닌의 생성이 줄어들고 이 호르몬 수치를 높이기 위해 탄수화물을 섭취해야겠다는 욕구를 불러일으키는 것이다.

탄수화물 중독이 되면 복부, 허벅지, 팔뚝 살이 붙는 원인이 된다. 게다가 체중은 정상이지만 복부 비만이 되거나 달게 먹지 않는데도 당뇨병이 생긴다. 또한 고기를 많이 먹지 않는데도 고혈압이 생기기도 하고 술을 전혀 먹지 않는데도 지방간이 생긴다.

탄수화물 중독을 예방하기 위해서는 끼니를 거르거나 과식하지 않는 규칙적인 식사와 잡곡밥과 과일로 섬유질을 섭취하는 식습관, 단백질 섭취로 공복감을 없애는 방법, 식후 식욕을 억제하는 방법 등을 실천해야 한다.

간혹 쌀은 탄수화물이라고 하니 어차피 채소에도 탄수화물이 들어있으니까 반찬이나 채소만 먹으면 안되냐고 물어보는 사람들이 있다. 이런 식습관 또한 반찬의 나트륨으로 인해 건강을 해칠 수 있다. 게다가 탄수화물을 먹지 않으면 잠시는 혈당이 안정되는 것처럼 보이지만 탄수화물을 먹게 되면 다시 혈당이 치솟기 때문에 소용이 없다.

결국 좋은 탄수화물을 먹어야 한다. 좋은 탄수화물을 고르기 위해서는 GIGlycemic Index지수를 확인하면 된다. GI는 당 지수로, 0부터 100까지의 범위를 가진다. 55 이하는 낮음, 56~ 69는 중간, 70 이상은 높은 지수라고 할 수 있다.

당 지수는 밥을 먹고 난 후 소화, 흡수가 되는 과정에서 얼마나 빠른 속도로 혈당 수치를 높이는지를 말한다. GI가 높으면 높을수록 나쁜 탄수화물로 혈당을 빠르게 상승시켜 인슐린을 과도하게 분비하게 만들어 체지방이 늘어나게 된다.

밥 대신 과자로 끼니를 때우는 젊은 사람들이 종종 있다. 과자에는 탄수화물과 다량의 기름이 들어있어 식사 대신 과자를 먹는 다는 것은 영원히 다이어트를 포기한다는 것과 같다.

과자를 사면 봉지 뒷면의 영양 정보를 꼼꼼히 살펴보는 것이 중요하다. 대부분 1회 제공량을 총 제공량이라고 생각하여 총 제공량의 칼로리나 트랜스 지방, 콜레스테롤, 나트륨량을 무시한 채 무심코 과자를 섭취하는 경우가 많기 때문이다.

특히 당뇨병이 있는 사람들은 언제나 혈당 조절이 필요하기 때문에 식단 관리에 철저하게 신경 써야 한다. 식사할 때 밥이나 국을 먼저 먹기보다 채소를 먼저 먹고 고기, 밥 순서로 먹으면 채소의 식이 섬유가 당 흡수를 더디게 하여 혈당이 급격하게 상승하는 것을 막을 수 있다. 또한 생선류, 육류는 인슐린 분비를 촉진하여 혈당을 낮춰주는 역할을 한다.

오랫동안 탄수화물에 길들여져 있는 사람이 처음부터 탄수화물을 줄이기 힘들다는 것을 잘 안다. 밥이 주식인데 밥, 빵, 떡, 면을 끊으라니 도대체 무엇을 먹어야 할지 고민이 될 것이다. 그러므로 흰 쌀밥 대신 현미밥을, 흰 빵 대신 호밀빵을 먹는 것부터 아주 천천히 탄수화물을 줄여나가는 방법이나 원래 먹던 밥의 양을 1/3씩 줄여 나가는 방법도 추천한다. 디톡스를 통해 몸에 쌓인 지방이나 노폐물을 몸 밖으로 배출한 만큼 좋은 영양분으로 채워주는 것도 잊지 말자.

어떤 다이어트 식단을 선택하건 정제된 탄수화물이나 가공된 밀가루와 같은 나쁜 탄수화물을 피하고 당류를 제한하고 단백질을 과하게 섭취하지 않는 것은 공통적이다. 특정 영양소를 제외한 식단을 섭취하는 것은 추천하지 않는다. 모든 영양소마다 각각 제 할 일이 있고 우리가 당장 느끼지는 못하더라도 혈액 속에서, 세포에서 자기가 맡은 역할을 충실히 시행하고 있기 때문이다.

➕ 단백질이란?

단백질은 다양한 기관, 효소, 호르몬 등을 이루고 있으며 주로 몸 근육을 구성하고 몸을 지탱해준다. 에너지로 사용되는 경우는 많이 없지만 체내 탄수화물이나 지방이 부족하면 단백질이 에너지원으로 사용되기도 한다.

어떤 다이어트 식단은 단백질 섭취를 많이 하라고 한다. 실제로 지방, 탄수화물을 줄이고 고단백 식사를 하면 포만감이 커지고 체내 열 발생이 증가하기 때문에 체중 감량 효과가 있다. 그러나 신장이 좋지 않은 사람은 고단백 섭취에 주의를 기울여야 한다. 지나친 고단백 식사를 하게 되면 칼륨의 배설이 늘어나고 가공육이나 붉은 고기의 섭취가 증가해 대장암의 위험성이 있기 때문이다.

단백질이 부족할 때 나타나는 문제점

· 호르몬 이상으로 성장이 잘 되지 않는다.
· 쉽게 배가 고프고 살이 찌지만 기운이 없고 무거운 것을 들기 힘들어진다.
· 상처가 잘 낫지 않고 손톱과 발톱이 쉽게 부서진다.
· 모발이 푸석푸석해지고 피부에 탄력이 없어진다.

APPLE

BEET

CARROT

PART 02

지금,

디톡스가
필요하다

몸속
독소를 쌓는
습관들

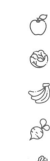

2020년 1월 기준 한국인의 평균 수명은 82.8세로 작년보다 0.1세 늘어났다. 이처럼 평균 수명은 매년 높아지고 있다. 100세 시대라고 말하는 지금 의학은 점점 발전하지만, 여기저기 아픈 사람은 점점 더 늘어나고 있다.

건강을 생각하며 영양제를 가장 먼저 찾고 다이어트를 할 때에도 다이어트 보조 식품을 먼저 찾는다. 대부분 사람들이 영양제를 찾는 이유는 특정한 질병은 없지만 몸이 무겁고 피곤하거나 주말동안 푹 쉰 것 같은데도 개운하지 못한 느낌, 이유 없는 급작스러운 두통, 잦은 소화 불량, 나을 만하면 다시 생기는 감기, 알레르기 등을 달고 지내기 때문이다. 이런 사람들이 요즘 너무나도 많다.

직장인들은 출근 전에 커피숍에 들러 카페인이 잔뜩 들어있는 커피를 한 손에 들고 출근한다. 많은 대학생들이 사원증을 목에 걸고, 한 손에는 커피를 들고 바쁘게 출근하는 멋있는 커리어우먼, 커리어맨을 꿈꾼다. 커피를 마시지 않으면 하루를 시작하기 힘들어서 진한 카페인에 의존할 수밖에 없다는 사실을 그땐 몰랐다.

이런 증상들은 우리들의 식습관과 생활 습관으로 인해 생겼기 때문에 병원에서 약을 먹으며 치료할 수 있는 것이 아니다. 몸속을 깨끗하게 하고 우리 몸에 휴식을 주어야 해결할 수 있다.

몸에 독소가 쌓이면 나타나는 증상

· 면역 기능 저하	· 잦은 두통	· 결림
· 복부 팽만	· 잦은 감기	· 손발 저림
· 장 기능 저하	· 심한 입냄새	· 몸이 붓는 현상
· 변비	· 불면증	· 군살과 비만
· 월경 전 증후군	· 어지러움	· 가슴이 답답한 기분
· 피부 트러블	· 뻐근함	· 폭식증

대부분 다이어트를 위해서 디톡스를 한다고 한다. 그런데 제대로 알고 하는 것일까? 디톡스를 하게 되면 몸에 쌓인 노폐물이 배출된다. 디톡스 후에는 노폐물을 배출한 만큼 좋은 영양소로 몸속을 채워주는 것이 중요한데 흔히들 이 사실을 간과하고 있다.

우리 몸은 크고 작은 여러 세포로 구성되어 있기 때문에 디톡스로 비워낸 후에는 동시에 몸 안의 세포 조직들이 근본적으로 재생될 수 있도록 좋은 영양소로 채워주어야 디톡스가 완성될 수 있다. 예를 들어 아미노산, 미네랄, 비타민 등 세포와 조직이 필요로 하는 영양소와 효소를 보충해 주어야 한다.

디톡스를 한다고 하루 종일 물이나 레몬 물만 마시는 것이 아니다. 개인의 몸에 맞추어 평소 먹던 식단에 채소와 과일 한 접시를 더하거나 ABC, ACC, BBC주스를 통해 건강한 디톡스를 하는 것이 중요하다.

디톡스를
제대로
알아보자

연말이니까, 신년이니까, 스트레스 받아서, 승진했으니까, 친구들과 오랜만에 만났으니까 라는 핑계로 소주, 맥주, 막걸리를 마시며 몸에 쌓아온 독소들 하며, 치킨, 피자, 햄버거 등 밀가루 음식을 잔뜩 먹으며 쌓아둔 독소들까지. 지금 우리 몸에 얼마나 많은 독소가 쌓여있을지 상상조차 할 수 없다.

디톡스는 해독이라는 뜻의 영어 단어 'Detoxification'의 약자로 몸속의 노폐물과 독소를 제거해 혈액을 맑게 한다는 의미이다. 디톡스에 대한 끊임없는 관심과 더불어 1980년대 말부터 연구가 지속적으로 진행되고 있다. 결국 디톡스는 신체 조직에 나쁜 작용을 할 수 있는 독소를 제거하거나 무독한 성분으로 변형시켜서 신진대사를 통해 소변이나 대변으로 배출시키는 것이다.

지금도 시중에 많고 많은 디톡스 제품들이 나와 있지만, 디톡스라고 하면 대부분 레몬을 떠올릴 것이다. 많은 사람들이 알고 있듯이 레몬에 들어있는 구연산이라는 성분은 신 맛을 나게 하고 독소를 배출할 수 있도록 도와줄 뿐 아니라 칼륨이 많아 몸속의 나트륨을 내보내기 때문에 다이어트에 좋은 과일로 알려져 있다. 또한 피로 회복에 도움을 줄 뿐만 아니라 비타민 C가 많아 피부에도 좋다.

음식을 통해 몸속에 쌓인 유해 물질은 주로 체내 지방 조직에 쌓이기 때문에 디톡스를 통해서 지방 조직이 만들어지는 것을 막거나 지방 조직이 잘 분해될 수 있도록 유도해야 한다. 하지만 레몬 디톡스는 영양 부족 등의 부작용이 있으므로 ABC, ACC, BBC주스 같은 식이 섬유와 영양소가 많이 들어있는 주스로 디톡스를 해주는 것이 더 좋다.

자연생리학Natural Hygiene은 자연에서 취하는 것을 통한 인체 생리학을 설명하는 학문이다. 자연생리학자들은 낮 12시까지를 몸이 노폐물을 배출하는 시간이라고 주장한다. 이들에 따르면 아침에는 음식을 많이 섭취해 소화하는 데 에너지를 사용하는 것보다 노폐물을 배출하는 것이 더 효과적이기 때문에 소화가 잘되는 채소나 과일을 섭취하는 것이 좋다고 한다. 이는 오전 시간에는 우리의 몸이 배출에 힘을 써야하는 시간이니 소화에 에너지를 낭비하면 비효율적이라는 말이다.

그래서 밥, 샌드위치, 시리얼, 우유같이 든든한 아침 식사를 바로 먹는 것도 좋지만, 아침에 식이 섬유가 많이 함유된 주스를 식사 전에 먼저 마시면 소화 시간을 줄일 수 있으며 생채소나 과일로 먹었을 때보다 체내 흡수율을 높일 수 있기 때문에 노폐물을 배출하는 데 탁월하다. 특히 식이 섬유는 인체에 흡수되지 않고 장내에서 수분을 흡수해 변의 부피를 늘리고 혈중 콜레스테롤과 담즙산을 흡착해서 배설을 촉진하기 때문에 변비와 콜레스테롤 수치를 개선하는 데 효과가 있다.

이렇게 디톡스는 체중 감량을 위해서이기도 하지만 몸속에 쌓인 노폐물을 배출하고 건강을 되찾기 위해서도 꼭 필요하다.

디톡스를
해야 하는
이유

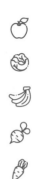

20세기 이전에는 결핵, 기생충, 페스트, 장티푸스와 같은 감염성 질환이 대부분이었다. 이는 불균형한 영양소 섭취와 비위생적인 환경과 관련이 있는 질환들이다. 하지만 우리가 살아가고 있는 21세기는 고혈압, 당뇨병, 고지혈증, 암 등을 비롯해 잘못된 식습관과 생활 습관으로 생긴 비만과 관련된 질병들이 대부분이다.

21세기 현대인들은 맛은 있지만 몸에는 좋지 않은 튀김류, 밀가루 음식, 인스턴트 음식을 섭취하고, 컴퓨터 앞에서 일하거나 하루 종일 휴대폰을 보며 보내는 시간이 대부분이다. 그래서 운동 부족인 사람들이 많으며 생활 속의 많은 스트레스를 받는 상황에 놓여있다. 이런 과정에서 많은 독성 물질들이 몸에 쌓이고 체내의 세포와 장기들의 기능은 점점 저하된다.

기본적으로 내장 지방 감소를 통한 체중 조절과 독성 물질로 인해 염증이 생기는 것을 예방하는 것이 중요하다. 그렇다면 대체 디톡스가 몸에 어떤 도움을 주기에 해야 하는 것인지 알아보자.

‖ 혈액 순환

우리 몸속의 혈액은 일반적으로 몸무게의 7~8%를 차지하고 있다. 일반적으로 성인은 체내에 4~6L의 혈액을 가지고 있으며 이 중 70%는 산소, 이산화탄소, 영양소 등 여러 물질을 운반하는 역할을 하고 나머지는 간 등에 보관된다.

혈액은 산소, 영양소, 비타민, 호르몬 등을 운반하면서 대사 작용과 배설, 면역 작용을 하기도 하지만 혈관에 쌓인 노폐물도 함께 몸 구석구석으로 실어 나르게 된다. 몸속에 쌓인 노폐물과 활성 산소를 적절하게 배출하게 도와 몸속의 산도를 유지한다.

혈액 속에는 면역 세포가 있어 혈액을 타고 순환하다가 몸속에 침투한 바이러스나 세균과 싸운다. 혈액 중 혈소판은 혈관을 떠돌아다니다가 다친 부위에 뭉쳐 출혈을 막기도 하고 상처 부위로 세균이 들어오지 못하게 방어 작용도 한다.

그렇기 때문에 혈액 순환에 문제가 생기면 몸이 잘 붓거나 셀룰라이트가 생기기도 하고 심하면 뇌졸중, 말초 혈관 장애(레노 증후군), 심근 경색, 하지 정맥류와 같은 여러 가지 혈관 질환을 유발한다. 그렇기 때문에 디톡스를 통해 혈액이 잘 순환될 수 있도록 해야 한다.

‖ 배출 촉진

체내 세포에 저장되어 있는 독소는 혈액을 통해 이동해 대변, 소변, 땀 등으로 배출되거나 재흡수 되어 몸속을 순환하기도 한다. 노폐물 배출을 촉진시키기 위해서는 디톡스를 통해 변비를 예방하고 체액 순환을 활발히 하는 방법이 있다.

많은 여성들이 셀룰라이트를 걱정한다. 허벅지 뒤쪽 부분, 팔 부분에 있는 오렌지 껍질 같은 울퉁불퉁한 살을 셀룰라이트라고 하는데 살이 찐 사람 말고 마른 사람들도 울퉁불퉁한 셀룰라이트가 있는 경우가 있다. 림프 순환이 원활하지 않아 몸이 붓거나 지방과 노폐물이 엉겨 붙어 셀룰라이트가 생기기 때문이다.

셀룰라이트는 다이어트를 한다고 빠지는 부위가 아니다. 혈액 순환 정체로 인해 생겼기 때문에 치료가 필요한 염증이다. 디톡스를 통해 그동안 몸에 쌓여있던 노폐물을 제거하고 몸의 신진대사가 활발히 돌아가면 셀룰라이트가 독소와 함께 제거된다.

우리가 과식을 하게 되면 오래전부터 몸에 쌓여있던 셀룰라이트를 배출하는 데 에너지를 쓰기보다는 지금 당장 들어온 음식을 소화하는 것에 더 급급하기 때문에 셀룰라이트를 없앨 수도, 노폐물을 배출할 수도 없다. 그렇기 때문에 ABC, ACC, BBC주스를 마시면서 겨드랑이, 허벅지, 엉덩이처럼 림프관이 모여 있는 부분을 손으로 마사지를 하면 림프 순환이 좋아져서 셀룰라이트를 제거하는 데 효과적이다.

ABC, ACC, BBC주스의 건더기가 싫어 맑은 즙으로 만들게 되면 껍질과 과육이 들어있는 과일과 채소 찌꺼기, 즉 식이 섬유가 없어 변이 잘 생기지 않아 변비가 생길 수 있다. 오래전부터 변비로 고생한 사람이라면 ABC, ACC, BBC주스를 통해 변비 증세를 해결할 수 있다. 섬유질, 천연 비타민, 무기질이 풍부한 사과, 비트, 양배추는 노폐물과 지방 성분을 효과적으로 배출시키기 때문이다.

장내에 좋지 못한 대장균이 쌓이게 되면 장에 손상을 주거나 혈액으로 유입되고 체내 세포막에 손상을 줄 수 있다. ABC, ACC, BBC주스를 마시면 장내 유용한 미생물의 증식이 촉진되어

장이 깨끗해지면서 면역력이 증진될 뿐 아니라 혈색도 좋아진다.

∥ 소화 증진

불편한 사람과 밥을 먹을 때나 스트레스를 받았을 때 소화가 잘 안 되는 느낌을 받는다. 실제로 병원에 '소화가 안 돼요', '속이 더부룩해요', '속이 답답해요' 같은 증상으로 오는 환자들이 많다. 소화가 안 되는 것 같은 기분이 들면 바로 소화제를 찾고 속쓰림을 방지하기 위해 제산제를 먹는 등 약을 달고 사는 사람들이 많다. 요즘 같은 세상에서 스트레스 없이 사는 현대인들은 거의 없을 것이다.

적당한 스트레스는 자기 발전의 원동력이 될 수 있지만, 지속적인 스트레스는 위장으로 가는 혈류량을 줄어들게 만들어 호르몬 분비가 감소되고 위산으로부터 위를 보호해주는 점액 물질인 유신 분비량을 감소시킨다.

앞서 디톡스와 혈액 순환의 관계에 대해서 언급했기 때문에 혈액 순환이 얼마나 중요한지는 다들 알 것이라고 생각한다. 위장으로 가는 혈류량이 감소되면 위는 음식물을 잘게 부숴주는 연동 기능을 거의 하지 못해 음식물에 포함되어있는 영양분의 흡수력이 떨어지고 소화가 잘 되지 않으며 위에 통증이 생긴다.

그래서 특히 위장이 안 좋은 사람은 위장 점막을 보호하는 비타민 U, K가 풍부한 양배추가 들어있는 ACC주스가 효과적이다. 특히 공복에 당근이나 양배추가 들어있는 ACC주스를 섭취하면 장내 운동이 촉진되어 소화력이 증가된다.

위장 장애가 심한 사람이라면 217쪽을 참조하여 사과, 비트, 당근의 비율을 조금씩 조절하거나 비트 대신 브로콜리를 넣어 사과, 브로콜리, 양배추 주스를 만들어 먹는 것을 추천한다.

브로콜리와 양배추는 십자화과 채소로 소화기 건강에 좋은 식품이다. 브로콜리에도 양배추와 마찬가지로 비타민 U와 설포라판 성분이 풍부해 손상된 위벽을 보호하고 위궤양을 예방하는 데 도움이 되기 때문이다.

단순히 너무 많이 먹어서 소화 불량이 생겼겠지 하고 넘어가기에는 지금 당장 일상생활에 불편을 준다. 또한 소화 불량이 지속되면 우리가 가지고 있는 체내 해독 과정에 지장을 주어 결국에는 만성적인 질병으로 이어질 수 있기 때문에 단순한 불편감으로 넘기면 안된다. 스트레스 관리나 식습관 관리로 소화불량을 호전시킬 수 있기 때문에 음식물을 섭취할 때에는 꼭꼭 씹어먹고 신체 활동량을 높여야 한다.

‖ 지방 분해

유해 물질은 주로 체내 지방 세포에 축적이 되어 호르몬 불균형, 면역 시스템 손상 등 신진대사의 효율성을 저하시켜 질병을 유발하므로 디톡스를 통해 체내 지방 세포 분해를 유도해야 한다.

다이어트를 하면서 살은 빠졌지만 몸과 피부가 많이 상했다는 사람들이 있다. 이는 건강한 방법이 아니라 저열량 다이어트나 굶어서 빼는 등 영양이 불균형한 다이어트를 했기 때문이다. 살을 빠르게 빼기 위해서는 확실한 방법이 있을 수도 있겠지만 건강에는 좋지 않다.

그러나 ABC, ACC, BBC주스를 마시며 다이어트를 하면 상대적으로 오래 걸리지만 몸에는 꼭 필요한 필수 영양소를 챙기면서 노폐물을 배출할 수 있다. 게다가 내장 지방이 생기는 것을 방지하고 이미 가지고 있는 내장 지방을 에너지로 활용하여 건강하게 체내 지방을 배출할 수 있다.

사과에는 우르솔산 성분이 들어있어 지방 축적을 막아주고 근육 생성을 촉진시켜 근육이 유지되도록 도와준다. 비트에는 항산화 물질인 안토시아닌이 풍부하게 들어있다. 안토시아닌은 지방을 억제하는 호르몬인 아디포넥틴을 증가시켜 체내에 있는 지방을 분해하면서 감소 효과를 동시에 가져온다.

당근에는 폴리페놀*과 비타민 E가, 양배추에는 비타민 U와 다양한 무기질이 포함되어 내장 지방이 생기는 원인인 중성 지방 수치를 감소시킨다. 다이어트를 하는 사람들이 많이 먹는 바나나는 칼로리는 높지만 GI지수가 낮아 에너지로 전환되는 속도가 낮고 지방으로 축적되는 양이 적어 다이어트에 효과적이다.

‖ 항산화

일반적으로 체내에 음식물이 들어오면 우리 몸에서는 음식물을 에너지로 쓰기 위해서 산소와 결합해 에너지로 변환되는 '연소' 과정이 일어난다. 이 과정 속에서 자연스럽게 활성 산소가 생기는데 필요 이상의 활성 산소는 정상 세포와 DNA를 공격해 기능을 상실시켜 노화를 촉진시킬 뿐 아니라 세포의 재생을 막는다. 게다가 당뇨병, 암, 동맥 경화와 같은 다양한 질병을 유발하기 때문에 만병의 근원이 될 수 있다. 반대로 생각해보면, 음식을 적당량 섭취하거나 소화가 잘 되는 음식을 먹으면 활성

----

* 폴리페놀 항산화 물질로 잘 알려져 있으며 대표적으로 녹차의 카테킨이 있다.

산소가 적게 생성되고 음식의 항산화 성분으로 인해 노화를 늦출 수 있다.

젊은 사람들은 V라인을 가지고 싶어하지만 나이가 들수록 동안의 상징인 탱탱한 볼살을 부러워하는 사람들이 많아진다. 나이가 들어감에 따라 몸속의 콜라겐은 줄어들고 피부 속 수분이 빠진다. 대부분의 사람들은 나이와 함께 하나 둘씩 생기는 주름살을 두 팔 벌려 환영하고 반가워하지 않는다.

시간을 돌려 주름살을 없애는 방법을 가르쳐 줄 수는 없으니 노화를 늦출 수 있는 가장 효과적인 방법을 알려주겠다. 가끔 휴가를 다녀오면 '너 얼굴 많이 좋아졌다'는 말을 듣는 경우가 있다. 그렇다. 노화를 늦출 수 있는 가장 효과적인 방법은 바로 '휴식'이다. 휴양지에 놀러가서 석양을 바라보며 쉬는 것도 휴식이라고 할 수 있지만 몸속 장기의 휴식, 특히 소화 기관에 휴식을 주는 것이 노화를 늦출 수 있는 방법이다.

소화를 하는 과정은 몸속의 장기가 일을 한다고 할 수 있기 때문에 소화가 잘 안 되는 음식을 먹거나 과식을 하면 일을 하는 대사 과정에서 활성 산소가 늘어나 노화가 촉진된다. 즉 과식 또한 노화의 원인이다.

ABC, ACC, BBC주스의 사과, 비트, 당근, 양배추 그리고 바

바나나에는 활성 산소의 활동성을 떨어트리는 항산화 기능 성분이 많이 들어있다. 이러한 항산화 성분이 들어있는 음식을 섭취하는 것도 노화를 조금씩 늦출 수 있는 좋은 방법이다. 항산화 효과는 피부 미용 뿐만 아니라 세포 보호와 심혈관, 면역 체계 증진에도 효과가 있다.

‖ 정신 및 신체 건강

분명히 주말 동안 잘 먹고 잘 쉬었던 것 같은데 월요일은 너무 피곤하다. 그래서 '월요병'이라는 말이 생겼나보다. 주말 동안 생활 리듬이 깨져 월요일에 출근했을 때 육체적으로 피로를 느낀다. 같은 일이 반복되는 지루한 일상, 업무의 중압감까지 더해져 정신적인 피로를 느끼는 것이다.

이외에도 소위 '계절 탄다'며 계절이 바뀔 때 우울증과 무기력감을 느끼는 사람도 많다. 피곤하고 힘이 없고 괜스레 우울해지기도 하는데 도대체 어떻게 해결해야 할지도 모르겠다.

이런 경우 햇빛을 쬐며 가벼운 산책하기, 따뜻한 물로 샤워하기, 호르몬에 관련된 신선한 채소와 과일 섭취 등을 통해 증상을 완화시킬 수 있다.

효소는 모든 살아있는 세포 안에 들어있는 생명의 근원이자 영양의 근본이다. 세포 조직을 재생산할 때 효소가 필요하기 때문에 채소와 과일을 섭취하면 그 안에 들어있는 살아있는 효소가 피곤함을 해결하는 열쇠가 된다.

특히 스트레스는 우리가 가지고 있는 해독 능력에 악영향을 주고 소화 불량 및 면역 약화 등을 초래하므로 디톡스를 통해 세포 조직을 재생산하며 피곤함의 근본적인 원인을 해결할 수 있다. 채소나 과일의 비타민, 무기질을 섭취해 몸에 활력을 주고 피로 회복에 도움을 주는 것이 중요하다.

당근의 비타민 A는 심신의 안정을 주고 활력을 주며, 비트에는 철분이 많아 강장 효과에 도움을 주고 신진대사를 촉진한다. 게다가 사과에 듬뿍 들어있는 수분을 섭취하면 머리가 맑아지고 수분이 노폐물을 배설시켜 생리 기능을 원활하게 만들어 준다.

바나나에는 뇌 신경 전달 물질인 세로토닌과 그의 원료가 되는 아미노산 성분인 트립토판의 분비를 촉진시켜 기분을 좋게 만들고 우울증을 완화시켜주는 효과가 있어 '천연 신경 안정제'로 불린다.

노폐물은
반드시
배출해야 할까

중세 유럽인들은 음식을 먹고 난 후 음식물이 위에서 사라지기 전에 몸을 움직이게 되면 음식물이 혈관으로 넘어갈 것이라는 생각을 했었다고 한다. 1500년대의 유럽 전 지역의 의사들은 소화가 되기 전에 다음 음식을 먹게 되면 순수한 것과 순수하지 않은 것이 몸속에서 섞일 수 있다며 아침을 먹지 말라고 말하기도 했다. 또한 혈액 순환을 원활하게 하고 노폐물을 배출하기 위해서 아침 산책을 권장하기도 했다. 16세기 유럽에서는 아침 음료로 커피와 홍차가 등장하게 되는데 이는 몸속의 잔여 노폐물을 없애기 위해 아침에 일어나 제일 먼저 커피와 홍차를 마셨기 때문이다.

기원전 10세기 중국의 기록에서도 차를 마셨다는 대목을 찾을 수 있다. 또한 17세기 독일의 의사 멜키오르 세비지우스는 육체 활동을 통해 소화를 촉진하고 땀을 흘리고 호흡을 해서 몸 안의 노폐물을 배출하지 않으면 몸 안에 남아있는 음식 찌꺼기가 옴이나 궤양을 일으킨다고 주장했다. 이처럼 사람들은 아주 오래전부터 몸속의 노폐물의 위험성을 인지하고 노폐물을 없애기 위해 노력해왔다.

하지만 사회가 발전하면서 간편하게 먹을 수 있는 음식부터 고기를 넣지 않고도 고기 맛을 내는 인공 조미료, 알록달록한 색을 내는 인공 색소, 세제, 섬유 소재가 늘어났다. 생활은 점점 편해졌고 이미 일상생활과 너무 밀접하게 접해있어 뗄 수 없는 관계가 되었다. 그리고 우리 몸에 축적되는 독성 물질의 양도 늘어나 질병을 일으키는 최대의 원인이 되고 있다.

특히 인스턴트 음식에 많이 들어있는 인공 합성 화합 물질은 몸의 해독 작용과 자연 치유 능력을 떨어트려 암, 심혈관 질환, 당뇨병, 자기 면역 장애 등을 일으킨다. 몸에 쌓인 독성 물질은 만병의 원인이 되기 때문에 노폐물을 최대한 빠르게 밖으로 내보내야 한다. 더불어 이미 일상생활 곳곳에 들어와 있기 때문에 섭취되는 독성 물질을 최대한 줄이도록 노력해야 한다.

사람들은 누구나 예뻐지고 싶고 아름다워지고 싶은 욕구를 가지고 있다. 패션과 미용에 아낌없이 투자하는 남자들을 일컫는 '그루밍족'이라는 신조어가 등장할 정도로 요새는 여성 뿐 아니라 남성들도 외모 관리에 신경을 많이 쓴다. 남녀노소 불문하고 더 아름답고, 더 멋있어지도록 자기 관리를 하는 사람들이 늘어남에 따라 인위적인 방법이 아닌 음식 섭취를 통해 건강과 아름다움을 가꾸는 미용 기능 식품 관련 시장도 점점 확대되고 있다.

　　디톡스 제품을 비롯한 미용 기능성 식품은 20~30대 여성에 국한되는 것이 아니라 피부 노화를 걱정하는 50~60대까지 다양한 연령층이 찾는다. 이러한 디톡스는 이너뷰티 중 하나이다. 이너뷰티란 먹는 화장품을 통틀어 이르는 말로, 내부에서부터 건강한 피부를 가꾼다는 의미를 갖고 있다. 즉 시술을 통해 피부 표면만을 변화시키는 것이 아니라 식습관, 생활습관 교정을 통해 피부 속 건강을 챙겨 근본적인 문제를 해결한다.

　　2017년 기준 일본의 이너 뷰티 관련 시장 규모는 1000억 엔(약 1조 원)으로 추정되며 최근에는 동남아시아 시장인 태국이 2017년 기준 약 142억 바트(한화 약 4677억 원)로 급부상하고 있다. 게다가 건강 관리에 민감한 중장년 사이에서 미용과 건강에 대한 관심이 늘면서 관련 시장이 확대되고 있다. 이는 더이상 겉으로 보이는 외모 뿐 아니라 디톡스를 통해 근본적인 건강부터 시작되는 아름다움인 이너 뷰티에 대한 관심도가 점점 높아지고 있다는 증거이다.

이렇게 먹는 것부터 시작하는 디톡스는 앞으로의 의료비 절감 뿐 아니라 삶의 질을 중시하는 소비자 라이프 스타일에 맞추어 증가하고 있다. 기존 바르는 화장품처럼 피부 겉만 좋게 하는 것이 아니라 생활 습관과 식습관을 개선하여 피부 문제와 비만 등 전반적인 건강 문제를 해결할 수 있기 때문이다.

눈 건강에 좋다는 영양제를 챙겨 먹으면 안구 건조증이나 노안을 예방할 수 있고 비싸고 좋은 화장품을 바르면 피부 결이 당장 백옥처럼 고와질 것이라 생각하는 사람들이 많다. 그러나 진짜 건강과 아름다움을 위해서는 건강한 음식을 잘 섭취하여 몸속에 쌓인 노폐물을 배출하고 배출 후에는 그만큼 좋은 영양소로 내 몸을 채워주는 것이 중요하다는 사실을 깨달아야 한다.

디톡스를 진행하는 과정에서는 과식과 화합 첨가물을 피하고 자연식품을 먹는 것이 좋다. 채식이 좋다는 말만 듣고, 장내 유익균이 식이 섬유를 소화할 환경이 갖춰지지도 않았는데 몸에 좋은 채소를 잔뜩 먹으면 배에 가스가 차고 소화 불량을 겪게 된다. 저탄고지 식단이 좋다고 해서 당장 지방질을 많이 섭취하고 탄수화물 섭취를 확 줄여버리면 소화가 잘되지 않거나 두통, 무기력증을 겪을 수도 있다.

　의욕적으로 좋은 식품을 섭취함으로써 몸을 바꾸는 것도 중요하지만 우선 영양 섭취에 관련된 습관들을 하나하나 긍정적으로 바꾸어나가는 과정이 필요하다. 이런 과정이 디톡스이며 효과가 나타나기까지 조금 시간이 걸린다. 뭐든지 빨리 먹으면 체하기 마련이다.

몸을
보호하는
건강한 디톡스

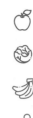

　매일매일 각종 매체들을 통해 홍수처럼 쏟아져 나오는 정보들 속에서 우리는 건강하게 디톡스를 하고 있는지 의구심이 든다. 정보의 바닷속에서 어떤 정보를 믿어야 할지 가늠이 되지 않는다. 하루는 어떤 음식이 좋다는 정보가 나오고 다음날에는 좋다고 열심히 먹고 있던 그 음식이 좋지 않다고 말한다. 그렇다면 어떻게 해야 건강하게 디톡스를 할 수 있을까?

　다양한 디톡스 방법을 통해 디톡스가 주는 효과를 보는 것도 중요하지만 너무 디톡스에만 의존하면 안 된다. 해독 후에는 해독한 만큼 영양소를 채워주는 식이 요법도 중요하기 때문이다. 제철 과일과 채소, 해조류, 발효 식품, 견과류 같이 자연에서 얻을 수 있는 식품을 섭취해주는 것이 좋다.

잭슨 대통령 시대인 1830년대~1840년대의 미국에는 '클린 리빙 운동Clean living movement'이 있었다. 자극적인 음식을 피하고 개인 위생 관리를 철저하게 하며 적당한 운동을 하고 채소를 많이 섭취해야 한다는 내용의 이 운동은 19세기 중반 미국인들에게 큰 충격을 주었다. 고학력자, 즉 지식인 엘리트층은 주로 하얗게 정제된 밀가루로 만든 흰 빵을 먹었는데 화학 발효제를 사용하지 않은, 당시 서민층이 주로 먹던 흑색 호밀빵 등이 건강에 훨씬 좋다고 주장하는 사회 운동가들이 나왔기 때문이다.

거기에다 생물학자 일리야 메치니코프의 연구에 영향을 받아 요구르트가 건강에 미치는 효과와 채식 위주의 식단이 몸에 얼마나 좋은지 알려주는 요리책이 여러 권 나오면서 사람들은 건강한 삶에 대한 지대한 관심을 가지게 되었다. 이처럼 인간은 아주 오래전부터 디톡스나 건강한 먹거리에 관심을 뒀었다.

정말 건강한 디톡스란 무엇일까? 한때 젊은 층에서 국내외 많은 연예인의 다이어트 방법으로 소개된 '레몬 디톡스'가 유행이었다. 레몬의 상큼한 이미지 때문인지 섭취하면 몸이 깨끗해질 것 같은 느낌을 주었지만 레몬 물만 섭취하는 이 디톡스는 수분 섭취와 레몬 자체의 영양 효과만 얻을 수 있다.

다른 영양소의 보충 없이 레몬 디톡스만 하다보면 영양의 불균형으로 체내 대사 감소와 신체 활동량이 줄어 근육이 손실되기도 하고 레몬의 강한 신맛 때문에 위나 장이 약한 사람은 위경련이나 장 질환이 생길 수도 있다는 부작용이 있다.

레몬 디톡스를 쉽게 할 수 있도록 나온 시중 제품에는 청양고추보다 강한 캡사이신 성분이 함께 들어있어 역류성 식도염이나 급성 위염 같은 부작용이 생긴다. 또한 레몬의 산성 성분 때문에 치아가 손상되는 부작용이 생길 수 있다.

일반적으로 체내의 지방에 쌓인 독소들은 혈액을 타고 다니다가 대부분 소변이나 땀으로 배출된다. 하지만 배출되는 양보다 몸에 쌓이는 양이 더 많기 때문에 각종 질병이 생기는 것이다. 그렇기 때문에 혈액을 맑게 만들어주는 간과 음식물의 흡수 통로인 장을 해독해야 한다.

간은 해독 작용을 한다. 그렇기 때문에 해독을 하려면 간을 먼저 생각하는 것이 좋다. 우리는 합성 물질 뿐 아니라 술, 담배, 약물, 스트레스로 간을 혹사시키고 있다. 우리가 먹는 음식, 약 등은 간에서 필요한 형태로 바뀌거나 저장되고 불필요한 부분은 배출된다.

간이 해독 작용을 하는 동안 발생되는 활성 산소는 체내의 비타민 A나 C와 같은 항산화 물질에 의해 제거된다. 해독 후에는 독성 물질과 글리신, 시스테인, 황과 결합되어 소변이나 담즙을 통해 내보내는 과정을 반복한다.

콜레스테롤을 재료로 해서 만들어지는 담즙의 95%는 모두 몸으로 재흡수된다. 담즙은 간이 해독한 노폐물, 중금속과 섞여 십이지장으로 배출되는데 지용성 비타민인 비타민 A, D, E, K, 칼슘, 철이 잘 흡수될 수 있도록 도와주며 소장에서 세균이 증식하지 못하게 살균 작용을 한다.

하지만 담즙은 산성을 띠고 있기 때문에 과도하게 분비되면 간에 염증을 일으킬 수 있다. 그렇기 때문에 야식, 폭식, 맵고 짠 음식을 피하고 건강한 디톡스를 통해 간이 제 기능을 할 수 있도록 도와주어야 한다.

우리 몸의 70%는 수분으로 구성되어 있기 때문에 체내에 수분량이 낮아지면 기초 대사량이 낮아져 살이 찌기 쉬운 형태로 변한다. 그렇기 때문에 ABC, ACC, BBC주스로 디톡스를 하면서도 갈증을 느끼기 전에 물을 추가적으로 섭취해 주는 것이 좋다.

물을 많이 섭취하면 땀, 소변, 대변, 피부, 호흡을 통한 노폐물 배출에도 좋고 신진대사가 활발해져 기초 대사량을 높이는 데에도 도움이 된다. 이렇게 디톡스를 통해 기초 대사량이 높아지면 생체 대사 호르몬과 효소가 균형적으로 활동하여 필요로 하는 에너지 외에 남은 열량들도 지방으로 저장되지 않고 에너지로 사용될 수 있다. 그렇기에 쉽게 살이 찌지 않고 신체 활동에도 도움이 된다.

건강한 디톡스를 위해 잊지 말아야 할 가장 중요한 사실은 ABC, ACC, BBC주스는 식사 대용이 아니라는 것이다. 이 책에서 소개할 ABC, ACC, BBC주스 디톡스는 건강한 내 몸을 위해서 하는 것이다.

많고 많은 디톡스 방법 중 어떤 디톡스 방법을 선택하든지, 디톡스를 하는 이유가 단순히 '단기간에 살을 빼고 싶다', '단기간에 피부가 좋아지고 싶다'는 것이 아니어야 한다. 건강한 내 몸과 건강한 미래를 위해 지금 당장 우리가 할 수 있는 최선의 방법이 건강한 디톡스다.

수많은 디톡스 방법 중에 꼭 ABC, ACC, BBC주스 디톡스만 효과가 있다는 것은 아니다. 우리가 생각해야 할 것은 '얼마나 지속적으로 실천할 수 있는가'이다. 한 번 두 번 밖에 안 먹어보고 당장 효과가 나타나지 않는다고 스트레스를 받거나 그만두는 것이 아니라 내 몸이 조금씩 바뀔 수 있도록 조바심을 내지 않고 기다려주는 것이다.

디톡스는 기다림의 미학이다. ABC, ACC, BBC주스를 하루, 이틀, 한 달 이상 섭취하고 기다리면 그보다 더 큰 건강한 삶과 아름다움으로 돌아올 것이다.

APPLE

BEET

CARROT

PART 03

ABC주스로
건강을 지켜라

ABC주스를 먹어야 하는 이유

좀 더 빨라졌다고들 하지만 중고등학교 시절 한 번씩 겪게 되는 사춘기를 잘 보내는 것은 인생의 첫 번째 과제라고 할 수 있다. 이 시기는 심리적 안정을 취해야 할 뿐 아니라 신체적 성장기이기 때문에 영양분을 골고루 섭취하지 않으면 성 호르몬과 성장 신호가 변화되어 성장에 큰 영향을 미치게 된다.

그런데 사춘기는 어떻게 보내야 하는지 잘 알고 있으면서 40대 이후에 나타나는 '생애 전환기'에 관심을 가지는 사람들은 많이 없는 듯하다. 생애 전환기란 40~60대 사이에 신체적, 정서적으로 변화가 생기는 시기를 말한다. 책을 읽고 있는 우리들이 겨을, 혹은 내 친구, 옆집 아저씨, 옆집 아줌마 그리고 직장 상사가 겪고 있을 생애 전환기에 대해 알아보자.

요즘 70대 할머니들은 노인정에 가면 막내이기 때문에 잔심부름을 해야 한다며 가고 싶지 않아 하신다고 한다. 100세 시대를 살고 있는 우리인데, 지금 '40대'라고? 40대는 아직 젊고 예쁜 나이인 만큼 이 시기를 어떻게 보내는지에 따라 앞으로의 삶의 질이 달라질 수 있다. 즉 인생의 '터닝 포인트'가 될 수 있는 시기이므로 사춘기와 마찬가지로 식습관 관리, 운동, 균형 잡힌 영양 섭취, 정신 건강 관리를 해야 한다.

그리고 하나 더해서 아직 사회의 구성원인 만큼 사회 활동에도 신경을 써야 한다. 사춘기와 다른 점이 있다면 식사량을 줄일 때 흰 쌀, 밀가루, 술 등의 섭취는 줄이면서 가벼운 조깅을 비롯한 유산소 운동과 근력 운동을 하는 것이 중요해진다.

이제 더이상 성장할 수도 없는데 생애 전환기는 왜 이렇게 중요한 것일까? 40대 초반은 성 호르몬 분비가 감소하고 그동안의 음주, 흡연, 식습관 그리고 운동 부족과 같은 잘못된 생활 습관이 쌓여 만성 질환의 위험성이 올라가기 시작하는 시기이다. 40대 이후의 건강한 삶을 위해서는 비만을 비롯한 대사 증후군, 자궁 근종, 전립선 비대증 과 같은 대표 질환을 예방하는 것이 중요하다.

생애 전환기에 특히 발병률이 높은 질환 말고도 암 같은 여러 질병들이 예고 없이 다가올 수 있고, 평소에 증상이 없으면 건강하다고 생각할 수도 있다. 때문에 식습관과 생활 습관을 점검하고 건강 검진을 통해 자신의 건강 상태를 되돌아보면 조기 사망률을 낮출 수 있다.

시중에 생애 전환기에 맞춘 많은 영양제들이 쏟아져 나오고 있다. 하지만 아무래도 인위적인 합성으로 만들어진 건강 보조식품보다는 천연 음식을 통해 건강 관리를 하는 것이 몸에 더 좋을 수밖에 없다. 음식이 가지고 있는 다양한 성분으로 면역력을 증가시키고 몸과 마음의 질병을 자연 치유할 수 있는 음식Food 과 치료Therapy를 합친 푸드테라피Food therapy가 있다.

인간의 3대 기본 욕구인 식욕. 맛있는 음식을 먹으며 스트레스를 푸는 사람들도 있다. 회사에서 받은 스트레스를 풀기 위해 퇴근 후 집에서 마시는 맥주 한 잔, 지친 육아 스트레스를 한방에 해결하기 위해 친구와 먹는 추억의 떡볶이, 공부를 하다가 당이 떨어져서 먹는 달달한 초콜릿, 상상만 해도 스트레스가 풀리는 것 같다. 이렇게 많은 사람들이 음식을 통해 푸드테라피를 한다. 스트레스가 풀리니 정신적인 건강을 지켰다고 말할 수도 있지만 좀 더 건강한 삶을 이야기하고 있는 지금은 천연 식재료에 집중해 보겠다.

푸드테라피에 대한 많은 연구 중 푸드테라피와 삶의 질과의 인과관계를 살펴본 연구에서 식재료가 가지고 있는 성분을 통해 신체가 건강해지는 것과 삶의 질에는 큰 연관성이 있다고 한다.

건강한 식재료를 섭취하는 것과 같은 건강 증진 행위와 삶의 질 사이에는 직접적인 관련성이 있으며, 건강 증진 행위 수준이 높아진다는 것은 우리가 섭취하는 음식으로 정신적, 육체적인 질병을 스스로 치유하고 회복하는 과정을 통해 삶의 질 또한 높아질 수 있다는 것이다. 즉, 몸에 좋은 음식을 먹고 건강해지는 과정이 우리 삶의 질을 높인다는 말이다.

우리가 평소에 먹는 합성 화합 물질로 인해 몸속에 쌓인 노폐물은 일반적으로 독성을 가지고 몸속에서 좋지 않은 작용을 한다. 그렇기 때문에 몸속에 쌓인 독성 물질을 배출하기 위해서 ABC, ACC, BBC주스를 먹는 것도 삶의 질을 높이기 위한 중요한 건강 증진 행위라고 할 수 있다.

ABC주스로
얻을 수
있는 것

새해가 다가오면 많은 사람이 다이어트를 목표로 삼는다. 하지만 점점 포근해지는 날씨에 봄 소풍도 가야하고 여름에는 휴양지에서 맛있는 음식을 배 터지게 먹고 퇴근 후에는 열대야를 이겨내기 위해 냉장고에 넣어둔 맥주 한 잔을 마시며 하루를 마무리하기도 한다. 가을에는 민족 대명절인 추석의 맛있는 명절 음식이 나를 기다리며 연말에는 송년 모임이 잦아 직장 동료나 친구들이 모두 모여 맛있는 음식을 먹으며 이야기꽃을 피운다. 사람들과 만나다 보면 맛있는 음식 뿐 아니라 술도 한 잔 두 잔 걸치게 되고 이와 함께 나의 뱃살도 한 겹 두 겹 늘어난다. 물론 너무 바쁘고 지쳐 운동할 시간은 없다.

그러나 ABC, ACC, BBC 주스와 함께라면 한 겹 두 겹 늘어난 내 뱃살과 내장 지방을 보내 버릴 수 있다. 적정 체중을 유지할 수 있도록 도와줄 뿐 아니라 근본적인 건강을 찾을 수 있다면 당장 실천 해봐야하지 않을까?

ABC주스는 사과Apple, 비트Beet, 당근Carrot의 앞 글자를 하나씩 따온 이름이다. 미국, 유럽 등에서는 이미 디톡스 주스로 잘 알려져 있다. 사과와 당근은 알겠는데 비트가 무엇인지 의아한 사람도 있을 것이다.

비트는 작은 무처럼 생긴 붉은 채소이다. 비트 특유의 향을 싫어하는 사람, 보관이 까다롭다고 느끼는 사람 등 비트가 생소한 사람들을 위해 비트를 빼고 양배추Cabbage를 넣은 ACC주스와 사과를 먹으면 가스가 차는 느낌이 들어 먹지 못하는 사람들을 위해 바나나Banana를 넣은 BBC주스를 추가로 소개하겠다.

건강을 지키기 위해서는 영양제를 복용하는 것도 좋지만, 채소나 과일로 비타민과 미네랄을 섭취하는 것이 더 좋다. 각종 질병을 예방하기 위해서는 생활 습관을 교정하는 것이 가장 좋으며 ABC, ACC, BBC주스 같은 식품 섭취를 하는 것은 비용 대비 가장 효과적인 예방법이다.

일반적으로 우리가 슈퍼에서 사 먹는 주스에는 비타민과 식이 섬유는 들어있지 않으면서 당분은 많이 들어있어 건강에 좋지 않다. 그런데도 오렌지 주스가 미국의 아침 식탁에 등장하는 단골손님으로 떠오르게 된 것은 제2차 세계대전 이후 미국 캘리포니아 농장에서 오렌지가 풍년이 일었고 의사들이 오렌지의 효능에 대해 이야기를 했기 때문이다. 그 후 투명한 유리잔에 담긴 오렌지 주스와 베이컨, 토스트는 전형적인 미국의 아침 식사가 되었다.

건강을 조금 더 생각하는 사람들은 '무가당' 주스를 섭취했기 때문에 본인은 당분은 섭취하지 않았다고 생각할 수 있다. 과연 무가당 주스를 먹으면 당을 섭취하지 않았기 때문에 살이 찌지 않을까?

무가당 주스는 설탕이나 당류를 인위적으로 더하지 않았을 뿐, 원재료 자체에는 당분이 포함되어 있다는 말이다. 식품의약품안전처의 조사에 따르면 평균적으로 포함된 당도는 무가당 주스 24.2%, 가당 주스 24.7%로 차이가 거의 없으며 콜라와 비교했을 때에도 콜라 100ml에는 열량 40칼로리, 당분 10.7g이 함유되어 있다. 무가당 주스 100ml에는 열량 45~55칼로리, 당분 12g 이상으로 콜라보다 열량과 당분이 더 높다. 즉 무가당이라는 말은 당분이 없다는 뜻이 아니기 때문에 오히려 살이 더 찌고 건강을 해칠 수 있다.

1990년대 한국의 경제 발전과 함께 사람들은 건강에 관심을 쏟기 시작했다. 아침마다 주부들은 남편과 아이들을 위해서 녹즙기로 채소를 짜내어 녹즙을 만들었다. 그러다 녹즙기에서 중금속이 검출되는 일이 있어 녹즙기 시장이 많이 사라졌지만 지금은 전화 한 통, 손가락 터치 한 번에도 집 앞에 완성된 녹즙이 배달된다.

녹즙은 채소를 잘게 부수는 과정에서 섬유질도 같이 부수어지기 때문에 결국 채소나 과일에서 나온 즙만 들어있다. 그래서 소화가 빨리 되기는 하지만 식이 섬유는 하나도 남아있지 않은 상태이다. 즙 형태로 섭취하게 되면 간과 신장에 무리가 가는 경우도 있다.

게다가 녹즙이나 주스는 씹지 않은 채로 흡수되어 위장의 운동을 약화시킬 우려가 있다. 또한 건더기를 제거하고 액체 상태의 주스를 만드는 과정에서 우리가 필요로 하는 식이 섬유가 사라졌기 때문에 몸속에서 당분의 흡수가 빠르게 일어난다. 이에 따라 혈당이 급격하게 상승되어 오히려 인슐린 저항성을 악화시킬 수 있다.

ABC, ACC, BBC주스는 '주스'라는 이름을 가지고 있긴 하지만 우리가 흔히 생각하는 맑은 주스나 녹즙 형태가 아니다. 어떻게 보면 죽처럼 수저로 퍼먹어야 하는 형태이다. 껍질이나 과육 같은 건더기가 그대로 들어있어 식이 섬유가 풍부하기 때문에 건더기 속에 있는 불용성 식이 섬유가 노폐물 배출을 유도한다.

제6의 영양소라고 불릴 정도로 꼭 필요한 영양소인 식이 섬유는 대장 속에서 수분과 함께 부풀며 대변의 양을 늘려 배변을 유도하기 때문에 변비를 없앤다. 또한 식이 섬유는 다당류로 위장에서 오랫동안 머물면서 혈당이 서서히 상승하도록 도와주면서 소화가 되는 반면, 일반적으로 판매되는 주스에 들어있는 설탕 같은 당분은 결장까지 가지 못하고 소장에서 혈액으로 빠져나가 버린다.

이렇게 혈당 수치가 갑자기 올라가면 췌장에서 인슐린을 많이 분비하게 되는데, 인슐린 수치가 올라가면 몸을 보호하기 위하여 면역계 이상이 생겨 장내 세균총에 문제가 생기면서 염증이 발생하게 된다. 그렇기 때문에 건더기까지 다 먹는 것이 중요하다.

ABC, ACC, BBC주스에 들어있는 섬유질의 역할에 대해 자세히 알아보자. ABC, ACC, BBC주스의 건더기를 씹어 먹으면 씹는 횟수가 증가되어 과식을 예방할 수 있다. 또한 섬유소가 위로 넘어가면 소화가 안 된 상태로 위에 오래 머무르기 때문에 다른 음식을 먹었을 때보다 상대적으로 포만감이 많이 느껴진다.

위를 통과한 섬유소는 작은창자에서 이동하며 몸에 해가 되는 콜레스테롤과 담즙산 같은 물질들을 중금속이나 노폐물과 흡착시켜 큰창자로 보낸다. 이렇게 넘어간 섬유소는 큰창자에서 장내 환경을 개선해 변비를 예방한다. 앞서 말한 것처럼 식이 섬유가 장내 유익균의 먹이로 사용되며 수분을 흡수하면서 변의 부피를 크게 부풀려 독소와 함께 배출할 수 있도록 도와주기 때문이다.

해외에서는 이미 다이어트를 하는 사람들 사이에서 유명한 ABC주스 외에 ACC주스와 BBC주스는 이 책에서 처음 소개 하는 것이다. ACC주스와 BBC주스 모두 식이 섬유 뿐만 아니라 각종 식물성 영양 성분이 풍부하기 때문에 ABC주스와 마찬가지로 내장 지방이 형성되는 것을 차단하고 내장 지방 배출에 도움을 준다.

술자리가 잦고 사회생활을 하는 직장인은 각종 영양분이 종합적으로 필요하고 갱년기 여성은 골다공증의 위험이 있기 때문에 칼슘과 마그네슘이 필요하며, 나이가 든 사람은 치매 예방과 두뇌 건강을 위해 비타민 등이 필요하다. 이렇게 성별, 연령대, 기저 질환 종류에 따라 필요로 하는 영양 성분이 다르다.

정리하자면 ABC, ACC, BBC주스에는 비타민, 미네랄 증진, 디톡스, 체중 감소, 혈액 순환 개선, 시력 개선, 두뇌 활성 및 기억력 증진, 면역력 증진, 암세포 증식 속도 저하 등 유용한 많은 효과가 있다. 알면 알수록 욕심나는 ABC, ACC, BBC주스에 대해 좀 더 구체적으로 알아보자.

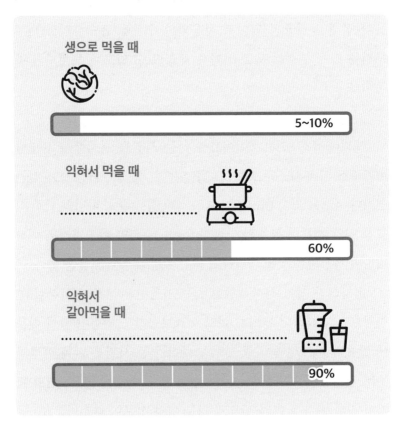

식재료의 가공에 따른 각종 항산화, 영양소, 식이 섬유 흡수율

일반적으로 생으로 된 채소나 과일에 열을 가하면 영양 성분이 파괴되기도 하지만 몇몇의 채소와 과일은 구워먹었을 때 영양가나 소화 흡수율이 더 높아지는 경우도 있다. 사과와 비트, 당근을 익히면 식이 섬유가 부드러워져 소화 흡수가 빨라질 뿐만 아니라 당근의 경우 베타카로틴의 체내 흡수율이 두 배나 증가한다.

이와 같이 식재료를 익혀서 갈아먹을 때 흡수율이 가장 높기 때문에 ABC, ACC, BBC주스의 재료를 익혀서 갈아 공복에 섭취하면 필수 영양소의 흡수율이 높아지고 식이 섬유가 위장 활동을 촉진시켜 노폐물 배출이 탁월해진다.

그래서 아침 식사 전이나 저녁 식사 전에 먹는 것을 추천하지만 식사 대신 ABC, ACC, BBC주스를 먹는 것은 추천하지 않는다.

그렇다면 ABC, ACC, BBC주스를 통해 우리는 어떤 영양분을 얻을 수 있을까? 우리 몸은 약 96%의 유기질과 4% 정도의 무기질로 이루어져 있다. 이 중 칼슘, 인, 마그네슘, 나트륨, 칼륨 같은 무기질은 다른 영양소로부터 합성되거나 전환되지 못하기 때문에 반드시 음식으로 섭취해야 한다.

대부분 치아처럼 단단한 부분을 이루는 무기질은 몸에서 생리 기능을 조절하고 유지하는 역할을 한다. 또한 장기, 근육, 혈액 성분을 이루고 있어서 몸속의 산성도를 유지하고 수분의 양도 조절해 준다. 이처럼 체내에서 다양한 생리적 활동에 참여하고 있지만 필요로 하는 양은 적다.

하지만 신체의 기초 대사에 밀접하게 영향을 미치는 무기질이 부족하면 각종 결핍이 일어나고 지방이 분해되는 것을 막아 살이 찔 수 있다. 반대로 조금만 다량으로 섭취하더라도 배설되지 않아 독성을 띨 수 있다. 다음은 ABC, ACC, BBC주스를 통해 얻을 수 있는 무기질들이다.

‖ 비타민 A

비타민 A는 지용성 비타민으로 눈 건강에 좋다는 사실은 많은 사람이 알고 있다. 이외에도 치아나 골격 연조직, 피부를 만들고 건강하게 유지하는 등 정상적인 성장, 발달, 생식, 세포 분열, 유전자 분열에 중요한 역할을 할 뿐 아니라 면역 반응을 형성하는 데에도 중요한 역할을 한다.

비타민 A는 대부분 육류에 많이 들어있지만 달걀, 시금치, 당근, 사과, 바나나 등에도 풍부하게 들어있다. 그렇기 때문에 채식을 하는 경우 비타민 A가 부족해져 갑상선 기능 저하가 발생할 수 있으나, 저탄고지 식단과 ABC, ACC, BBC주스를 함께 먹는다면 비타민 A 결핍 걱정은 하지 않아도 된다.

많은 사람이 베타카로틴과 비타민 A를 같다고 생각하지만 베타카로틴은 주로 간에서 비타민 A로 전환되는 다른 성분이다. 당근에 비타민 A가 많이 함유되어 있다고 잘못 알려진 것은 다른 주황색 채소나 녹색 채소가 베타카로틴의 보고라는 사실 때문이다.

베타카로틴은 비타민 A의 전구체이다. 베타카로틴과 비타민 A의 차이를 알아보려면 먼저 비타민 A의 종류에 대해 알아야 한다.

우리가 먹는 음식에 포함된 비타민 A는 두 가지로 나눌 수 있다. 첫 번째는 비타민 A, 두 번째는 프로비타민 A이다. 비타민 A는 육류, 생선, 유제품 같은 동물성 식품에 들어있고 프로비타민 A는 당근 같은 녹황색 채소나 해조류 같은 식물성 음식에 들어있다. 프로비타민 A 종류의 대표적인 것이 바로 베타카로틴이다.

➕ 베타카로틴

　　베타카로틴은 500여 종의 카로티노이드* 중 하나로 녹황색 채소, 과일, 해조류에 많이 들어있다. 당근을 비롯해 호박, 시금치, 쑥갓에도 베타카로틴이 많이 함유되어 있다.

　　베타카로틴은 강력한 항산화 성분으로 몸에서 에너지를 만드는 과정에서 부산물로 생성되는 물질이다. 조직이나 세포를 공격하고 손상시키는 활성 산소로부터 세포를 보호한다. 이러한 항산화 작용을 하기 때문에 오래전부터 피부병을 앓는 환자의 치료에 사용되었다.

　　베타카로틴이 몸에 흡수되면 레티놀*이라는 성분으로 변해 비타민 A로 바뀌어 필요한 만큼 비타민 A로 사용되고 나머지는 몸 밖으로 빠져나간다. 레티놀은 신체에서 변환되는 베타카로틴과 구별하기 위해 종종 '미리 만들어진 비타민 APreformed vitamin A'로 불린다. 비타민 A는 망막의 건강을 지켜 눈 점막이 피로해지는

- - - - - - - - - - - - - - - - - - - -

* 카로티노이드　동식물에 널리 분포되어 있는 노란빛 혹은 붉은빛 색소의 한 무리로 기름에 잘 녹고 동물의 몸 안에서 비타민 A를 만든다.
* 레티놀　비타민 A의 하나로 순수 비타민이라고도 한다. 피부의 표피 세포가 원래의 기능을 유지하는 데 중요한 역할을 한다.

것을 막아 피로, 안구 건조, 시력을 회복하는 데 핵심 역할을 하고 몸의 성장과 발달, 세포 분화 및 증식에도 도움을 준다. 그래서 하루 종일 컴퓨터와 스마트폰을 손에서 놓지 않아 저녁만 되면 눈이 침침하고 건조해지는 현대인들에게 필요한 성분이다.

베타카로틴은 피부 손상과 주름, 검버섯을 예방하는 데 도움이 되지만 흡연 여부를 비롯한 생활 습관, 질병 유무에 따라 섭취가 주의된다. 흡연자가 베타카로틴을 과다 섭취하면 폐암이 발생할 수 있다는 일부 연구 결과가 있기 때문이다. 때문에 오랫동안 흡연했던 사람은 주치의와 상의할 필요가 있다. 하지만 일상적인 당근의 섭취량으로 부작용이 발생하지는 않는다.

일반인들은 베타카로틴은 많이 섭취해도 우리 몸에서 필요한 만큼만 비타민 A로 바뀌기 때문에 몸에 해가 되지 않는다. 그렇기 때문에 비타민 A를 영양제로 보충하는 것보다 베타카로틴 형태로 섭취하는 것이 더 좋다.

베타카로틴은 당근 100g당 7,620ug 함유되어 있다. 당근을 생으로 먹으면 흡수율이 낮지만 익히거나 기름을 사용해 조리하면 흡수율이 더 높아진다.

‖ 철분

철분은 기본적으로 몸속의 산소를 운반하고 혈액을 생성하기 때문에 에너지를 생성하는 데 필요한 성분이다. 때문에 철분은 기억력과 에너지에 매우 중요한 역할을 한다. 철분이 부족해서 생긴다고 알고 있는 빈혈을 앓게 되면 조직과 조직 사이에 전달되는 산소가 부족해지고 이산화탄소가 축적되어 매일 피곤함을 느낄 수 있다. 그렇기 때문에 적절한 철분 공급이 매우 중요하다.

ABC주스 중 비트에 있는 철분은 칼륨, 인, 칼슘, 황, 요오드, 철, 구리, 탄수화물, 단백질, 지방, 비타민 B1, B2, B6, P, 니아신*이 포함되어 있는데 이 중 비타민 C는 철분 흡수를 4배가량 증가시킨다. 또한 비트는 적혈구를 재생하고 재활성화시키며 몸에 신선한 산소를 공급하는 공급원이 된다. 숙성된 바나나에도 철분이 다량으로 들어있어 헤모글로빈의 생산을 도와 빈혈을 개선하는 데 많은 도움을 준다.

＊ 니아신 기름기가 없는 고기에 많이 함유되어 있으며 대부분의 식물과 동물에 포함되어 있다. 비타민 B3라고도 불린다.

‖ 망가니즈

망간이라고도 불리는 이 성분은 비트나 당근 같은 식물성 식품에 많이 포함되어있다. 간, 뼈, 뇌하수체, 췌장 등에서 뼈는 물론 연골, 힘줄, 콜라겐을 형성하는 데 도움을 주고 정상적인 성장과 발달에 중요한 역할을 한다. 주로 활성 산소의 활동성을 낮추는 항산화 작용으로 세포를 재생시키며 면역 기능을 정상적으로 유지하는 데 필수적이다.

망가니즈는 비타민 B, C, E를 사용할 때 효소를 활성화시켜 소화와 흡수에 중요한 역할을 한다. 또한 기억력을 향상시키고 심리적인 안정감을 가지는 데 도움을 주며 갑상선 기능을 정상적으로 유지하는 데 중요한 역할을 한다.

몇몇 연구에서는 망가니즈가 결핍되면 체중 감소, 피부염, 저콜레스테롤 혈증, 탈모, 관절 질환, 골다공증 등 골격계 질환이 발생할 수 있다고 한다. 생식 기능에도 관여하므로 성기능이 저하될 수도 있다.

인체에서는 망가니즈를 아주 미량 필요로 하기 때문에 채소와 견과류를 섭취하는 등 올바른 식습관을 가지면 결핍될 일은 없다. 그러나 과잉되는 것도 위험하기 때문에 추가로 섭취하는 것은 삼가야 한다. 일일 필요량보다 넘치는 경우는 흡연을 하는 등 환경적인 이유가 많기 때문에 생활 습관 교정도 필요하다.

‖ 오메가3

　오메가3는 심혈관 건강에 중요한 역할을 하는 필수 성분이지만 몸에서 합성되지 않아 음식으로 섭취해야 한다. 주로 고등어나 연어, 멸치와 같은 어류에서 채취한 동물성 오메가3를 섭취하는 경우가 대부분인데 이런 경우 비린내를 느끼거나 속쓰림을 경험하는 사람들이 종종 있다. 동물성 오메가3는 이런 불편감을 줄 뿐 아니라 바닷속의 중금속이나 미세플라스틱, 방사능 같은 해양 오염에 노출될 확률이 높다는 문제점이 제기되어 최근에는 식물성 오메가3가 각광받고 있다.

　시중에 판매되고 있는 식물성 오메가3 또한 산소나 빛에 노출되면 산화 과정이 일어나 기름이 산패될 수 있는 위험성이 있다. 그러나 비트와 같은 식물을 통해 식물성 오메가3를 섭취했을 때에는 속이 편하다고 느끼는 사람들이 많다.

　오메가3의 DHA 성분은 건조한 눈을 개선해 눈 건강에 좋다고 알려져 있다. 이 영양소가 중요한 이유는 트라이글리세라이드*라고 불리는 성분이 혈액 속의 지방을 줄여주고 동맥에 플라그가 축적되는 것을 막아 혈압을 낮추는 효과가 있기 때문이다. 결과적으로 혈중 콜레스테롤과 중성 지방 수치를 낮춰 심혈관 질환에

----

* 트라이글리세라이드　글리세린과 3분자의 지방산이 축합해 생긴 에스테르로 단순 지방질의 하나이다.

도움을 주어 면역력 향상에 도움이 된다.

‖ 단백질

근육, 내장, 뼈, 피부 등을 이루는 단백질은 몸을 구성하는 필수 영양소 중 하나이다. 단백질은 세포 내의 각종 화학 반응을 연결하는 촉매 역할을 하고 근육의 성장과 회복, 근손실 방지를 위해 꼭 필요하다. 때문에 단백질이 부족하면 근육이 감소한다. 또한 머리카락, 손톱, 피부의 표면을 덮은 세포층을 구성하는 케라틴은 기본 단백질이기 때문에 단백질이 부족하면 머리카락이 가늘어지고 탈모가 생긴다.

단백질이 부족하면 몸속에 축적된 지방이 단백질로 전환된다. 운동을 하면 근육이 찢어지면서 손상되는데 이 부위에 단백질이 붙어 손상된 근육을 회복시키고 단백질이 결합되어 근육이 더 커지고 튼튼해진다. 그런데 이렇게 지방이 혈관을 통해 이동하면서 혈중 콜레스테롤 수치가 증가한다. 콜레스테롤이 증가하면 뇌졸중, 심근 경색과 같은 심혈관 질환의 위험이 높아진다.

체중 1kg 당 평균 1.5~2g의 단백질 섭취가 필요한 우리나라 사람들은 식단의 65.6%가 탄수화물 위주이기 때문에 단백질 섭취량이 매우 부족하다. 소고기는 100g당 20.7g, 닭고기는 23g, 달걀은 7.1g, 꽁치는 23.8g의 단백질을 포함하고 있다. 이와 같이 사람들은 단백질이라고 하면 대부분 닭 가슴살을 떠올리지만 채소로도 단백질을 섭취할 수 있다.

삶은 당근 100g에는 0.93g, 삶은 당근 슬라이스 1컵에는 1.12g의 단백질이 들어있다. 특히 비트에는 단백질이 1.4g 있으며 철분이 풍부하게 함유되어 빈혈 개선에 좋다. 바나나에는 단백질 요소 화합물이 다량 들어있어 눈의 망막 중심부에 위치한 황반부에 변화가 생겨 시력 장애가 생기는 황반 변성을 예방하는 데에도 도움이 된다.

‖ 비타민 B12

'붉은 크리스탈 합성물'이라는 명칭을 가지고 '레드 비타민'이라고 불리는 비타민 B12는 유럽인들 사이에서 '지나친 피로 때문에 고생하는 사람들에게 활력을 주는 비타민'으로 알려졌다. 비타민 B군에 속한 8개 비타민 중 하나로 코발라민으로 불리며 우유, 고기, 달걀과 같은 동물성 식품에 주로 포함되어 있는데 우리가 자주 섭취하는 된장이나 김치에도 비타민 B12가 많이 들어있다.

비타민 B12는 섭취한 음식을 에너지로 바꾸고 소화계와 신경계를 건강하게 유지하며 피부와 눈을 건강하게 하고 호르몬 분비를 원활하게 하는 역할을 한다. 또한 신경 세포를 건강하게 유지하고 세포가 DNA 합성을 할 때 필요한 비타민으로 유전자 물질을 만드는 데 중요한 역할을 한다.

더불어 호모시스테인의 수치를 낮춰 심혈관 건강을 돕고 노인성 황반 변성, 유방암, 치매 예방 등의 효과가 있다. 호모시스테인은 몸 안에서 만들어지는 아미노산으로, 영양소와 산소를 공급하는 혈관 내벽을 손상시켜 혈액 순환을 방해해 심근 경색, 뇌졸중과 같은 혈관 질환을 유발한다. 엽산과 함께 건강한 적혈구를 만드는 데 꼭 필요한 비타민이기 때문에 부족하면 신경학적 증상과 극심한 피로감과 함께 손발 저림이 지속되는 악성 빈혈이 생길 수 있다.

비타민 B12 결핍 빈혈을 치료하지 않으면 체중 감소, 식욕 부진, 피로감이 나타나고 맵거나 짠 음식을 먹을 때 심한 통증을 느낄 수 있다. 결국 신경계에 악영향을 끼쳐 몸의 균형을 잡는 것이 힘들어지거나 이명 현상이 나타나기도 하고 감정 기복이 심해지며 기억력 감퇴로 치매 증상이 나타날 수 있다.

비타민 B12는 생선, 육류, 달걀과 같이 우리가 흔히 섭취할 수 있는 식품에서 섭취할 수 있어 결핍되는 경우는 거의 없지만 결핍이 일어나면 심한 우울증, 편집증, 망상, 기억 상실, 식욕 부진 등이 생길 수 있다고 한다. 그렇기 때문에 평소 너무 식물성 식사만 하는 사람, 흡수 장애가 있는 사람, 비만 수술을 받은 사람은 주기적으로 비타민 B12를 체크하는 것이 좋다.

‖ 비타민 K

비타민 K는 지용성 비타민 중 하나로 크게 비타민 K1(필로퀴논), K2(메나퀴논), K3로 나뉜다. 비타민 K는 주로 지혈 작용을 하는 것으로 알려져 있다. 피가 났을 때 혈액을 멈춰주는 혈액 응고에 관여하는 효소인 프로트롬빈*을 형성하는 데 필수적이기 때문이다. 그래서 월경 시 출혈을 감소시켜주기도 하고 골다공증 예방, 당뇨병, 피부 미용에 효과가 있다.

다쳤을 때 멍이 드는 경우가 있는데 비타민 K는 멍을 만드는 헤모지데린*이 생성되거나 확장되는 것을 억제하여 멍이 잘 들

----

* 프로트롬빈 트롬빈의 전구 물질로 혈청 속에 들어 있는 단백질의 하나이다. 출혈 시 트롬빈으로 변하여 혈액을 응고시킨다.

지 않게 도와준다.

갱년기가 오면 여성 호르몬 감소로 골밀도가 줄어드는데, 비타민 K는 뼈의 형성을 돕고 칼슘 균형에 영향을 미치기 때문에 갱년기 이후로 꼭 섭취해야 하는 영양소이다. 또한 동맥 속에 미네랄이 축적되는 것을 방지해서 혈압을 낮추고 혈액이 온몸 구석구석으로 돌아다닐 수 있도록 도와주기 때문에 심혈관 질환을 예방하는 데에도 중요한 역할을 한다.

비타민 K가 부족하면 혈액 응고 장애, 골다공증, 출혈이 있을 수 있으며 쉽게 멍이 들거나 코나 잇몸에서 피가 나거나 소변에서 피가 보이는 등의 전조 증상을 보인다. 반대로 너무 많이 섭취하면 빈혈이나 황달이 올 수 있다.

주로 녹색 채소에 포함되어있는 비타민 K는 인체 스스로 충분하게 생산할 수 없기 때문에 먹어서 보충해야 한다. 일반적으로 한국인 영양 섭취 기준 남녀 성인 각각 75.65ug이 하루 필요 섭취량이며 음식으로 비타민 K를 섭취할 시 40~80%의 흡수율을 가진다. 케일, 시금치, 순무, 브로콜리, 상추 같은 채소에 많이

----

* 헤모지데린 철을 함유하는 당단백질로 간을 비롯한 많은 조직에서 볼 수 있다.

들어있으며 ACC주스의 삶은 양배추 100g에는 76ug가 들어있다.

지금까지 ABC, ACC, BBC주스를 섭취하면 어떤 영양소를 보충할 수 있는지 알아보았다. 주스, 녹즙 어떤 형태이든 생활이나 식습관 그리고 주변 환경에 따라 아침을 깨우는 음료는 변화되어 왔다. 각종 세균과 바이러스 뿐 아니라 많은 노폐물에 노출되어있고 적절한 영양 보충을 하기 힘든 요즘, ABC, ACC, BBC주스로 하루를 시작하면서 더 좋은 양질의 삶을 누리는 건 어떨까?

몸속
청소부
ABC주스

'이제 이런 것들을 챙겨먹어야 할 나이야'라며 각종 비타민과 마늘즙, 양배추즙, 녹용에 홍삼까지 입안으로 털어 넣으며 쓴웃음을 짓는다. 그런 우리 모습을 보며 부모님은 평소에 먹는 것만 잘 먹어도 탈 날 일이 없다며 걱정하지 말라고 하신다.

옛 어른들 말이 하나 틀린 것이 없지만 바쁘게 돌아가는 사회에서 몸에 좋은 천연 음식들만 챙겨 먹기는 여간 힘든 일이 아니다. 그런데 약을 챙겨 먹으면 비타민이 합성되고 바로 효과가 나타날까, 아니면 그냥 안 먹는 것보단 몸에 효과가 좋겠지 하면서 믿어야 하는 것일까?

특정 질환이 있는 사람이나 특정 연령층은 비타민 섭취가 추가적으로 필요하지만 일반적으로 건강한 성인은 음식으로도 충분히 보충이 가능하기 때문에 추가적으로 비타민을 섭취하지 않아도 괜찮다. 하지만 비타민한 알을 물 한 모금으로 꼴깍 삼키면 식품 설명서에 쓰여 있는 성분들을 모두 섭취한 것 같은 편리함으로 우리는 아직도 건강 보조 식품을 먼저 찾고 있다.

그러나 흡연자가 베타카로틴을 건강 기능 식품으로 섭취할 때나 평소 항응고제를 복용하는 환자가 건강 기능 식품으로 비타민 K를 복용할 때처럼 주치의와 상담이 필요한 경우가 있다. 즉, 베타카로틴, 비타민 K 외에도 칼륨, 크롬 등은 흡연이나 생활 습관, 질환 여부에 따라 섭취량이나 섭취 가능 여부가 달라질 수 있으므로 섭취 전 주치의와 상담이 필요하다.

건강한 성인의 경우에는 규칙적인 식생활과 평소에 먹는 채소와 과일을 섭취하는 것만으로도 필수 영양소를 충분하게 채울 수 있다. 그러나 바쁜 현대인의 식단은 인스턴트 음식이 주를 이루기 때문에 하루 필수 영양소 섭취량이 충분하지 않다.

하지만 식품으로 비타민을 섭취할 경우 영양제 같은 합성 비타민으로 섭취할 때보다 흡수율이 높고 부작용이 없다는 장점이 있다. 물론 ABC주스에도 각종 비타민과 미네랄, 항산화 물질, 식이 섬유가 가득 들어있다.

장은 뇌 다음으로 많은 신경 세포가 존재하기 때문에 '제2의 뇌'라고 불린다. 소화와 흡수 작용 외에도 행복 호르몬이라고 불리는 세로토닌*을 비롯한 각종 호르몬을 생성하고 뇌에 영향을 주어 감정에도 영향을 미친다.

장 세포가 손상되면 부신 기능이 저하되거나 소화가 제대로 이루어지지 않아 세균이나 바이러스 독소가 증가하고 결국은 뇌 기능 저하로 이어진다. 이러한 이유로 장을 관리해야 뇌도 함께 관리할 수 있다.

장 속에는 우리에게 도움이 되는 좋은 세균총(유익균), 중간 세균총, 나쁜 세균총(유해균)이 균형 있게 존재해 영양분의 분해와 흡수를 돕는다. 장내 세균은 면역력에 관련된 역할을 많이 한다고 알려져 있으며 호르몬 조절에 영향을 미칠 수 있다는 연구 결과도 있다.

장내 환경을 좋게 유지하면 면역력을 유지하는 데 도움이 된다. 장내 유익균은 탄수화물과 식이 섬유를 먹이 삼아 증식하고 몸에 각종 도움을 주기 때문에 식이 섬유가 많은 과일과 채소를 많이 섭취하는 것이 좋다. 장운동과 배변 활동이 원활해져 장 속에 독소가 쌓이는 것을 막을 수 있기 때문이다.

----

* 세로토닌 혈액이 응고할 때 혈관 수축 작용을 하는 물질이다.

식이 섬유는 항산화 물질, 비타민, 미네랄과 결합하여 소장을 지나 결장까지 내려가는데, 식이 섬유를 섭취한 유익균은 위장관을 감싸 독소가 몸속으로 흡수되지 않게 막아주며 면역계를 강화해 각종 질병을 막아준다. 이처럼 대부분의 면역력은 장에서부터 시작된다. 즉 장이 건강하면 면역력도 높아진다는 말이다.

심장에서 뿜어져 나온 혈액이 동맥이나 모세혈관, 정맥을 거쳐 다시 심장으로 돌아오는 것을 혈액 순환이라고 한다. 혈액 순환이 잘 되지 않으면 손이나 발이 저리기도 하고 가슴 통증이나 어지러움증, 두통이 생길 수 있기 때문에 혈액 순환이 잘 되도록 스트레칭과 운동을 해야 한다. 기온이 낮아지는 겨울철에 사망자가 급격히 증가하는 심장 질환, 심혈관, 뇌혈관 질환이 암 다음으로 사망률이 높은걸 보면 혈액 순환이 얼마나 중요한지 알 수 있다.

당근, 비트, 마늘, 고구마, 양배추에는 비타민과 산화 방지 성분, 오메가3가 포함되어 있어 혈액이 신체의 각 조직으로 산소와 영양분을 잘 공급하고 순환할 수 있도록 도움을 준다.

치과를 가는 데 두려움을 가지고 있는 사람들이 많다. 양치를 아무리 잘하려고 해도 깜빡 잊고 못하는 경우도 있고 깨끗하게 닦이지 않는 경우가 있어 결국 치석이 생기고 충치가 생긴다. 일 년에 한 번씩은 치석을 제거하는 스케일링이 보험 적용되지만 스케일링만 믿고 있을 수는 없다.

섬유질과 비타민이 풍부한 ABC, ACC, BBC주스는 치아 건강에도 좋다. 식이 섬유가 풍부해 ABC, ACC, BBC주스를 씹어 먹는 과정에서 자연스럽게 치석이 제거되는 효과가 있다. 식이 섬유로 이루어진 주스의 건더기가 치아 표면을 닦아주기 때문이다. 게다가 식이 섬유가 잇몸을 마사지하고 염증을 예방하여 입 냄새 제거에도 도움을 준다.

특히 바나나에는 미네랄 성분이 풍부하고 프로안토시아니딘* 성분이 치아 표면에 세균이 붙는 것을 막아주기 때문에 치아 미백에 탁월하다. 하지만 섬유질이 치아 사이에 끼면 치아를 부식시키기 먹고 30분 후에 양치질을 하는 것이 좋다.

앞서 말한 것처럼 ABC, ACC, BBC주스에는 식이 섬유가 가득 들어있어 공복에 섭취하면 포만감을 느낄 수 있을 뿐만 아니라 위장 활동이 촉진되기 때문에 원활한 배변 활동에 도움이

---

* 프로안토시아니딘 항암, 항염증, 항알러지 및 혈관 확장 능력이 있는 성분이다.

된다.

포만감은 가득 느껴지면서 칼로리는 150칼로리로 낮고 각종 비타민과 미네랄이 풍부하게 들어있는 ABC, ACC, BBC주스의 재료인 사과, 비트, 당근, 양배추, 바나나에는 항산화 성분이 많이 들어있다. 이는 활성 산소가 생기는 것을 억제한다. 또한 재료에 포함된 비타민 C는 주근깨나 기미 같은 잡티를 예방하는 등 미백 효과가 뛰어날 뿐 아니라 노화를 늦추는 효과를 가지고 있다.

대략적인 효과만 봐도 건강해지는 느낌이 드는 것 같다. 그러면 ABC, ACC, BBC주스는 어떻게 만들어야 하고, 구체적으로 어떤 효과를 가지고 있는지 알아보자.

ABC주스를
제대로
만들어 보자

편리하게 계량하기 위하여 슈퍼마켓이나 편의점에서 흔하게 구할 수 있는 일반 크기의 종이컵을 사용한다. 일반적으로 종이컵의 윗부분에서 1cm 정도 남기고 재료를 담았을 때 약 200, 180g이 된다. 이 책에 있는 주스 레시피대로 만들면 500~600ml(약 2컵)의 주스가 나온다.

사과, 비트, 당근은 카레를 만들 때 채소를 손질하는 것처럼 깨끗하게 세척하여 껍질째 깍둑썰기 한다. 모든 재료는 1.5~2.5cm 정도의 정육면체에 가까운 형태로 준비하면 계량하기 간편하다.

사과 두 개는 밥 한 공기와 비슷한 열량이다. 사과 한 개는 대략 250g이 때문에 ABC주스에 들어가는 사과는 약 140~160칼로리이다. 사과 100g은 약 57칼로리 정도로 같은 양의 귤(39칼로리), 배(51칼로리), 자몽(30칼로리), 레몬(31칼로리), 수박(30칼로리) 등 다른 과일에 비해 비교적 칼로리가 높은 편에 속하지만 칼로리 함량에 비해 포만감이 높아 식사량 조절에 도움이 된다.

당근은 100g에 대략 37칼로리이기 때문에 ABC주스의 당근은 약 60~70칼로리 정도이다. 비트도 100g에 45칼로리밖에 되지 않기 때문에 내장 지방을 감량하는 데 도움을 준다. 비트는 끝 부분을 자르고 검은 부분은 도려내 랩을 씌워 냉장 보관한다. 간혹 비트에서 흙냄새를 강하게 느끼는 사람들이 있다. 그럴 때는 익히거나 구우면 흙냄새가 덜 나기도 한다.

ABC주스를 만들 때 주의할 점이 있다. 신장이 좋지 않은 사람이 비트를 다량 섭취하면 신장 결석이 생길 수 있으니 정량을 섭취해야 한다. 비트에는 불용성 옥살산 성분이 있어 몸속에서 칼슘과 반응해 결정을 만들기 때문이다. 게다가 복통이나 설사를 유발할 수 있기 때문에 사과는 괜찮지만 비트는 사용량을 꼭 지켜야 한다. 또한 비트로 인해서 소변이 붉게 되는 적뇨 현상이 일어날 수 있으나 이는 부작용이 아니니 안심해도 된다.

주스를 만들 때에는 착즙기 대신 믹서기나 블렌더를 사용해야 식이 섬유를 함께 섭취할 수 있다. 이 방법으로 주스를 만들면 껍질이 함께 갈려 건더기가 생기게 되는데 이 부분이 식이 섬유이니 ABC주스의 효과를 제대로 보기 위해서는 약간 덜 갈아 건더기까지 수저로 함께 떠먹는 것을 추천한다.

여러 번 말했지만 ABC주스에는 식이 섬유가 많이 들어있다. 식이 섬유는 장내 세균총을 건강하게 만들기 위해 필수적이지만 섭취 시 복통이나 더부룩함, 부글거림을 호소하는 사람들이 종종 있다.

이는 ABC주스의 부작용이 아니라 뱃속의 착한 세균이 식이 섬유를 분해하는 과정에서 가스가 발생하는 자연스러운 현상이다. 만일 이렇게 뱃속에 가스가 차는 등 불편함이 지속된다면 주스량을 조금씩 늘리고 수분 섭취량도 함께 늘려야 한다.

꼭 ABC주스가 아니더라도 식이 섬유가 많이 함유된 음식을 먹을 때에는 섬유질이 장을 막을 수 있기 때문에 수분 섭취를 충분히 해주는 것이 중요하다.

‖ 사과

세상을 바꾼 세 개의 사과를 아는가? 인류를 바꾼 세 개의 사과는 아담과 이브의 사과, 뉴턴의 사과, 프랑스 화가 폴 세잔의 사과이다. 성경의 창세기에 나오는 아담과 이브가 선악과인 사과를 먹어 아담에게는 노동의 고통을, 이브에게는 출산의 고통을 주어 기독교의 시작을 알렸다. 1666년 사과나무 아래에서 잠을 자던 뉴턴의 머리 위에 사과가 떨어져 뉴턴의 중력 법칙인 만유인력의 법칙이 발견됐으며 현대 미술의 아버지 폴 세잔은 사물에 비추는 빛의 방향을 달리한 사과로 미술의 도시인 프랑스 파리를 놀라게 했다.

각각 신화, 과학, 예술을 대표하는 세계 3대 사과이다. 최근에는 스티브 잡스가 창시한 애플의 사과도 인류를 바꾼 사과 중 하나라고 하지만 이 책에서는 먹는 과일로써의 사과 또한 인류 건강 증진에 도움을 주고 있으니, 인류를 바꾼 사과에 건강을 대표하는 과일을 슬며시 끼어 넣어보겠다.

영국에는 '하루에 사과 한 알을 먹으면 의사를 볼 일이 없다'
는 속담이 있다. 일본에는 '사과가 빨갛게 되면 의사가 파랗게
된다'는 말도 있다. 과연 정말 사과 한 개로 병원에 가지 않아도
될까?

정답은 사실이다. 대부분 알고 있는 것처럼 새하얀 피부의
백설공주가 좋아하는 사과는 피부 미용에 좋다. 백설공주가 괜
히 눈처럼 하얀 공주가 아니었다. 사과를 즐겨먹었기 때문이었
을 것이다. 이 뿐만 아니라 폐 기능을 강화시키며 고혈압을 예방
할 수 있고 피로 회복에도 탁월한 효과를 가지고 있다.

사과는 들었을 때 묵직하고 단단한 것을 고르는 것이 좋다.
향은 강하지 않고 은은하며 껍질의 붉은색이 선명하고 80% 정
도 붉은색을 띠는 것이 더 맛있다. 전 세계적으
로 1만 개 이상의 다양한 품종이 있
는 사과는 종류에 따라 다르
지만 홍로는 90%, 부사는
85% 안팎의 붉은색을 띨 때
가 최고로 맛있다. 표면에

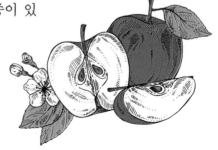

작은 반점이 있는 사과를 피하는 경우도 있는데 외려 그런 사과가 당도가 높으며 꼭지가 푸른빛이 도는 것을 고르면 실패 없이 맛있는 사과를 고를 수 있다.

사과는 열량이 낮고 식이 섬유가 많이 들어있어 포만감이 오래 유지되기 때문에 다이어트에도 탁월하다. 또한 100g당 2.4g의 섬유질이 들어 있어 주먹만한 사과 한 개에 4g의 섬유질이 포함되어 있을 정도로 섬유질이 풍부하다. 섬유질은 장을 통과하면서 대변을 형성하고, 정기적으로 배변할 수 있도록 도와준다.

사과에는 비타민과 미네랄이 풍부해서 소화를 돕기도 하고 위의 산도를 조절하며 간과 장 기능을 촉진하여 몸속을 깨끗하게 한다. 다이어트를 할 때에는 아무래도 평소보다 식사량이 줄어들기 때문에 변비가 생기기 쉽다. 채소에는 거의 포함되어 있지 않은 수용성 식이 성분인 펙틴*은 사과에 다량 함유되어 배변을 쉽게 할 수 있도록 도움을 줄 뿐 아니라 뱃속에 가스가 생기지 않도록 한다.

한 연구에서는 변비 환자 80명에게 사과를 4주간 섭취하게

----

* 펙틴 세포를 결합하는 작용을 하는 다당류의 하나로 모든 식물의 세포벽에 존재한다.

한 후 장 내 박테리아를 체크했더니 유익한 박테리아의 양을 증가시켜 변비 증상이 줄었고 소화 건강 또한 개선된 결과를 보였다. 펙틴이 대장의 점막을 보호하기 때문에 변비, 설사, 복부 통증, 복부 팽만감 같은 과민성 대장 증후군 개선에 도움을 주고 치질 개선에도 도움이 된 것이다.

펙틴은 혈액의 LDL콜레스테롤 뿐 아니라 갈락트우론산*을 공급해 인슐린 내성을 개선시켜 혈당을 낮추기 때문에 당뇨를 관리하는 데 도움이 되는 섬유소이기도 하다.

사과 껍질에 함유된 이 성분은 혈관 벽에 콜레스테롤이 엉겨붙는 것을 방지한다. 이는 관상 동맥 질환을 예방하는 데 도움을 주기 때문에 심혈관 질환 환자가 섭취하면 좋다. 한 설문 조사의 결과를 분석했을 때 사과를 꾸준히 먹었던 사람은 심장병이나 당뇨병의 위험성을 높일 수 있는 C 염증성 단백인 CRP의 수치가 낮았다고 한다.

특이하게도 사과에는 100개 이상의 폴리페놀 종류가 포함되

----

* **갈락트우론산** 글루쿠론산의 이성체이며 갈락토오스의 산화형으로 펙틴의 주성분이다.

어 있다. 이 폴리페놀은 항산화 작용으로 노화를 늦추며 멜라닌 색소가 과도하게 생성되는 것을 막아 미백 효과에도 도움을 준다. 또한 나쁜 콜레스테롤인 LDL콜레스테롤이 혈관에 남게 되는 것을 방지해 혈액이 몸에 잘 흐를 수 있도록 도와준다. 알레르기를 유발할 수 있는 효소의 기능을 억제해 면역력을 향상시켜 독감 같은 바이러스를 예방하는 데에도 탁월하다.

무리한 일정을 했거나 일상생활에 지쳐 있을 때, 아무리 자도 피곤한 적이 있었을 것이다. 이는 몸에 젖산이라는 물질이 쌓였기 때문이다. 피곤하지 않았더라도 몸속에 산소가 부족한 상태에서 운동을 하면 젖산이 근육에 쌓여 급격한 피로감을 줄 수 있다. 이러한 피로 물질을 젖산이라고 하는데 사과의 구연산과 유기산이 젖산을 분해해 피로를 회복시키고 정신 안정에도 도움을 준다.

구연산은 칼슘이나 마그네슘 같이 체내에 흡수가 잘 되지 않는 미네랄을 둘러싸 흡수를 높이고 미네랄 균형을 잡아주는 작용한다. 중금속과 같은 체내 손상을 일으키는 물질과 결합하여 몸 밖으로 함께 내보내는 디톡스 역할을 하는 '킬레이트 작용'도 한다.

구연산은 킬레이트 작용 중 세포의 산화를 막는 항산화 작용으로 폐암, 유방암, 대장암, 간암, 췌장암 등 암을 예방하는 데 도움을 준다. 또한 비타민 C와 베타카로틴, 케르세틴* 같은 항산화 성분이 들어 있어 면역력을 강화시키고 노화 방지와 피부 미용에 긍정적인 역할을 한다. 더불어 입 속의 세균을 감소시켜 충치를 예방하는 데 도움이 되고 니코틴 해독 작용이 있어 흡연자들에게도 도움이 된다. 알칼리성 성질을 가졌기 때문에 몸의 산성화를 방지해 건강한 신체를 유지한다.

사과와 어울리는 음식은 무엇이 있을까? '기분이 저기압일 때에는 고기 앞으로 가라'는 우스갯말이 있다. 언어유희의 일종으로 기분이 안 좋을 때 고기를 먹으면 기분이 좋아질 것이라는 말이다.

많은 사람들이 삼겹살을 먹을 때 소금장을 찍어먹거나 쌈장, 새우젓 등 취향에 맞게 양념을 곁들여 먹는 경우가 흔하다. 삼겹살을 먹고 사과를 먹으면 사과에 들어있는 풍부한 칼륨이 돼지고기와 함께 섭취한 염분을 몸 밖으로 배출할 수 있도록 도와준다.

즉, 돼지고기와 사과가 만나면 서로 보완 관계를 이루어 뒤

----

* 케르세틴 플라보노이드계에 속하는 배당체의 하나로 채소와 과일 등에 널리 분포한다. 황색의 색소를 가지고 있으며 특유의 냄새와 쓴맛이 있다.

탈이 나지 않는다. 돼지고기를 먹은 후에는 사과를 후식으로 먹는 것이 찰떡궁합이라고 할 수 있다.

ABC주스나 ACC주스는 사과와 당근을 함께 갈아 먹는 것이다. 사과와 당근을 함께 섭취하면 사과의 비타민 C를 파괴하는 당근의 아스코르비나아제 성분을 걱정하는 사람들도 있을 것이다.

이 성분 때문에 당근과 비타민 C가 풍부한 과일을 함께 먹는 것은 좋지 않지만, 사과에는 다른 과일과 비교했을 때 비타민 C가 비교적 적게 들어있기도 하고 사과의 구연산이 비타민 C를 파괴하는 것을 막기 때문에 사과와 당근을 함께 갈면 아스코르비나아제 작용을 억제할 수 있다. 또한 아스코르비나아제는 열과 산성에 약하기 때문에 사과의 비타민 C를 온전히 흡수할 수 있도록 당근을 살짝 데쳐 함께 갈아 먹으면 걱정하지 않아도 된다.

사과의 빨간 껍질에 함유되어있는 퀘세틴*이라는 항산화제는 당근의 베타카로틴과 함께 섭취할 시 시너지 효과가 일어나 암 예방과 노화 예방에 효과적이다.

- - - - - - - - - - - - - - - - - -

* 퀘세틴　모세 혈관의 강화 작용과 항암 기능이 있는 플라보놀의 페놀화합물이다.

사과 하나로 인류의 시작을, 과학을, 예술을 바꾼 터닝 포인트로 만든 것처럼 우리도 지금부터 ABC 주스의 사과로 우리 건강의 터닝 포인트를 만들어보자.

사과의 효능

· 섬유질이 많이 들어있어 소화를 돕고 변비 개선에 효과가 있다.
· 염증 수치(CRP)를 낮추고 면역력을 향상시킨다.
· 관상 동맥 질환과 심혈관 질환을 예방한다.
· 항산화 효과로 피부 미용과 노화 방지에 탁월하다.
· 나트륨을 배출하는 데 도움을 준다.

‖ 비트

칼슘, 비타민 B 뿐 아니라 여러 영양소가 가득 들어있어 슈퍼 푸드로 알려져 있는 비트는 붉은 보석 같은 색깔을 띠고 있어 오래전부터 염료나 감미료로 사용되어왔다. 그러나 우리나라 사람들에게는 조금 낯선 채소이다.

비트는 지중해 연안의 남부 유럽과 북아프리카에서 온 채소로 16세기 유럽부터 재배된 샐러리, 파프리카, 브로콜리와 함께 서양 4대 채소로 꼽힌다. 일반적으로 우리나라 가정집 식탁에서는 비트를 흔하게 찾아 볼 수 없지만 최근에는 다이어트를 비롯해 빈혈, 고지혈증, 피로 회복, 빈혈을 개선하기 위한 건강식품으로도 각광받고 있다.

식감이 아삭하고 진한 분홍색을 띠고 있어 시각적으로 즐거움을 높여주어 샐러드나 물김치에도 사용되는 등 최근 비트가 사용되는 요리에 대한 관심이 높아져 현재는 국내에서도 많이 재배되고 있다. 아는 만큼 보인다고, 마트나 시장에서 눈을 크게 뜨고 잘 찾아보면 비트를 만날 수 있다.

고대 의학의 아버지라고 불리는 히포크라테스는 '피가 흐르는 상처에 비트 잎을 발라 상처를 치료 및 해독했다'고 기록했으며 오랜 기간 동안 변비 치료제와 해열제로 사용했다. 고대 그리스인들은 비트를 귀하게 여겨 신전에 재물로 바치기도 했다.

비트에는 엽산, 칼륨 등 건강에 유익한 영양소와 항산화 물질이 많이 들어있다. 뿐만 아니라 혈당을 낮추고 인슐린 저항성을 낮추기 때문에 당뇨가 있는 사람들이 섭취하기에도 좋다.

좋은 비트는 동글동글하면서 표면이 매끄럽고 뿌리가 너무 크지 않으며 색이 짙고 질감이 단단한 것이다. 구입 후에는 수분이 날아가지 않도록 키친타월로 잘 감싼 후에 지퍼백에 넣어 냉장 보관하는 것이 좋다.

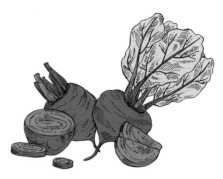

대표적인 뿌리채소인 비트나 당근은 체내 독소를 배출해주는 클렌즈 주스의 재료로 각광받는다. 게다가 열량이 적어 적정량을 섭취하면서도 효과적으로 체중을 줄이는 데 효과적이다.

특히 뿌리채소는 추운 겨울을 대비해 뿌리 속에 영양분을 그대로 간직하기 때문에 영양소가 풍부하게 함유되어 있다. 또한 비트에는 토마토에 많이 함유되어 있다고 알려진 라이코펜*이 많아서 활성 산소를 중화시켜 항노화, 항염증, 항암과 같은 다양한 효과를 가지고 있어 서양에서 대표적인 슈퍼 푸드로 꼽힌다.

흔히 근육을 만들기 위해서는 고기를 먹어야 한다고 생각하지만 채소 중에서도 근육을 만드는 데 도움을 주는 채소가 있다. 그중 하나가 비트이다. 비트에 들어있는 식이성 질산염은 일산화질소로 전환돼 혈관의 기능을 향상시킨다. 이는 스테미너와 강도를 높여 꾸준하게 운동할 수 있도록 에너지를 증가시켜 더 많은 열량을 소비할 수 있게 도와주고 운동 후 회복 시간을 줄여

----

* 라이코펜 카로티노이드 색소의 일종으로 항암 작용을 한다.

체력을 개선시키는 데 도움을 준다.

비트에는 항산화 작용을 하는 베타인이라는 성분이 토마토의 8배 이상 들어있기 때문에 '흙 속의 루비', '땅 속의 붉은 피'라고 불린다. 해독 작용을 통해 간 손상을 치료하고 세포가 회복할 수 있도록 도와 몸속에 카르니틴*이라는 성분을 생성하여 신장을 보호하고 세포가 손상되는 것을 저해하고 지방간을 예방하는 데에도 효과적이다.

땅속의 붉은 피라는 별명이 붙은 이유는 비트의 붉은빛을 띠게 하는 산화 방지제의 일종인 베타레인*이 풍부하게 함유되어 있기 때문이다. 베타인은 주로 혈액에 포함된 성분으로 비트는 양배추, 미나리, 파프리카보다 베타인을 많이 함유하고 있다고 알려져 있다.

베타인은 간의 독소를 제거하고 소화를 돕는 데 필수적이며 혈압 강하, 혈당 강하, 시력 회복, 해독 작용을 한다. 미국심장학회는 하루 한 잔 비트 주스를 마시면 심혈관 질환을 예방할 수 있다고 말한다.

----
* **카르니틴** 근육에 존재하는 무색의 고체이다.
* **베타레인** 식물에서 베타크산틴과 베타닌 색소군을 통틀어 이르는 말이다.

식품의약품안전처에 따르면 비트는 베타인이 풍부해 항산화 작용을 해 각종 질병을 예방할 수 있다고 한다. 활성 산소는 암을 비롯해 동맥 질환, 당뇨병, 고혈압, 뇌졸중 등 여러 질병을 발병시키는 물질인데 레드 비트는 항산화제로써 세포 손상을 일으키는 활성 산소의 활성도를 떨어트린다. 이는 염증성 심장 질환, 악성 신생물과 같은 중증 질환을 예방하고 체내 염증 질환을 줄이는데 도움을 준다.

당뇨는 눈, 심장, 신장 등의 혈관에 손상을 준다. 당뇨로 인해 혈당이 높아지면 피의 농도가 짙어져 끈적이게 되는데, 이런 경우 혈관이 좁아져 원활한 혈액 순환이 불가능할 뿐만 아니라 혈관을 막는 고지혈증이 발생할 수 있다. 그러나 비트의 베타인은 세포가 손상되는 것을 막고 몸에 안 좋은 콜레스테롤인 LDL콜레스테롤 수치를 낮춰 혈관 건강에 도움을 준다.

비트의 질산염은 좁아진 혈관을 넓혀 혈액이 잘 흐를 수 있도록 도와주는데, 동맥 경화의 원인이 되는 호모시스테인의 농도를 낮춰 고혈압, 심혈관 질환 같은 혈관 문제와 관련된 질병을 예방한다. 즉, 비트에는 혈관에 노폐물이 쌓이는 것을 막고, 혈액을 깨끗하게 하는 기능이 있어 꾸준히 섭취하면 당뇨를 비롯한 각종 심혈관계 질환까지 예방할 수 있다.

비트에는 알파리포산*이라는 산화 방지제도 함유되어 혈당을 낮춰주고 인슐린 민감도를 높여줄 뿐 아니라 당뇨병성 말초 신경증(산의 정맥 투여에 국한), 당뇨병성 자율 신경 병증을 예방하는 데 도움을 준다.

2014년 한 연구에서는 비트 주스를 반 컵(225ml) 정도 마시면 식후 혈당을 상당히 낮춘다는 결과가 있었다. 또 2017년의 일부 연구에서는 비만이 있는 사람이 탄수화물을 섭취한 후 비트 주스를 섭취했을 때 인슐린 저항성이 낮게 보인다는 보고가 있었으며, 최근 연구에서도 비트의 질산 화합물이 제2형 당뇨 환자의 혈압을 낮춘다는 결과가 있었다. 즉, 비트는 인슐린이 급격하게 분비되는 것을 억제해 췌장 세포의 과부하를 줄여줌으로써 당뇨병을 예방하는 데 도움을 준다.

콜린*은 모든 영양소 중 가장 최근에 추가된 성분으로 대부분 사람들에게는 생소하게 들리는 비타민일 수 있다. 비트 안에 함유되어 있는 영양소 중 하나로 미네랄이나 비타민으로 분류되지 않았을 뿐만 아니라 아직까지도 콜린에 대한 일일 권장 사항은 없지만 뇌 기능에 필요한 필수 영양소로 꼽힌다.

----

* 알파리포산 미토콘드리아 호흡 효소를 돕는 중간 길이의 지방산이다.
* 콜린 비타민 B 복합체 중 하나이다.

몸 안에서 자연적으로 조금 만들어지기는 하지만 나머지는 비트, 달걀, 간, 연어, 쇠고기, 콩나물과 같은 식품을 통해 채워야 한다. 콜린은 면역력을 높여 만성 염증을 완화하고 폐암, 폐렴을 예방하는 효과가 있다.

비트에는 콜린 뿐 아니라 엽산도 들어있는데 이는 태아의 척수와 뇌가 건강하게 발달하는 데 필수적인 요소이기 때문에 임산부에게 좋다. 비트 뿌리에는 각종 미네랄과 풍부한 비타민 A, C와 함께 하루 권장량의 29%에 달하는 엽산이 함유되어 있다.

엽산은 적혈구의 생성을 활발하게 만들어 적혈구가 조직에 산소를 충분하게 공급하지 못해서 생기는 저산소증 빈혈이 있는 사람에게도 좋다. 엽산은 성인에게도 건강한 세포를 생성하고 기존 세포를 유지하는 데 도움이 된다. 또한 뇌에 산소를 공급하는 데 효과적이기 때문에 수면에 도움을 주며, 학습 및 기억력 향상에 도움이 되어 치매가 악화되는 속도를 늦추는 데 도움을 준다.

많은 사람이 눈 건강과 관련된 비타민이라고 하면 비타민 A나 루테인을 생각하지만 이에 못지않게 좋은 것이 바로 안토시아닌이다. 항산화 효과와 혈압을 낮추는 데에 효과가 있는 안토시아닌은 피부 노화를 막을 뿐 아니라 눈 건강에도 탁월하다.

휴대폰과 컴퓨터를 장시간 사용하는 현대인들은 눈 건강에 더욱 신경을 써야 한다. 우리 눈의 망막에는 시각에 관여하는 단백질의 일종인 로돕신이라는 색소체가 있다. 빛이 눈 안으로 들어올 때 로돕신이 빛을 뇌로 전달하여 우리가 사물을 볼 수 있는 것이다. 로돕신이 부족하면 시력이 나빠지고 눈과 관련된 질환이 생기게 되는데, 비트의 안토시아닌이 로돕신의 합성을 촉진하는 역할을 해 눈의 피로도 줄이고 시력을 향상시켜 백내장도 예방할 수 있다.

비트는 100g에 43칼로리밖에 되지 않는 저칼로리 식품으로 섬유질이 성인 하루 권장량의 11% 이상 포함되어 있으면서 수분 함량이 높아 포만감을 오랫동안 유지해줘 다이어트 식품으로도 탁월하다. 수분 함량이 높으면서 열량이 낮은 식품은 체중 감량에 최적의 효과를 내기 때문에 비트는 체중을 줄이는 데 이상적인 식재료라고 할 수 있다.

식이 섬유 함량도 높아 변비를 예방하고 알칼로이드[*] 성분이

----
[*] **알칼로이드** 식물체 속에 있는 질소를 포함한 염기성 유기 화합물을 통틀어 이르는 말이다.

풍부하게 함유되어 있어 이뇨 작용을 촉진시켜 체내의 노폐물 배출을 돕는다. 다만 비트 주스를 마셨을 때 앞서 언급했듯이 소변이나 대변이 분홍색으로 나오는 경우가 있는데 비트를 먹어서 생긴 부작용이 아닌 자연스러운 현상이니 너무 놀라지 않아도 된다.

비트는 생으로 갈아 주스로 섭취하는 것이 영양분 흡수에 가장 좋다. 칼륨이 많은 고구마와 함께 먹거나 펙틴이 많은 당근과 갈아 먹으면 혈당 조절에 도움이 되고, 급격한 혈당 상승을 막을 수 있기 때문에 당뇨 환자가 섭취하기에도 좋다.

아직은 생소하지만 영양 만점인 비트는 생으로 씹어 먹을 수도 있고 분말 형태로 섭취할 수도 있지만 갈아서 주스로 섭취하는 것이 가장 좋다. 하지만 소화력이 떨어지는 사람들은 비트의 거친 질감 때문에 더부룩한 느낌을 받기도 하고 소화 불량이 생길 가능성이 있다.

때문에 소화 기능이 약한 사람, 설사를 자주 하는 사람은 소량 섭취하는 것이 좋다. 데쳐 먹게 되면 비타민 B, C군이 열에 파괴되기는 하지만 소화를 돕고 흡수율을 높일 수 있다.

처음 비트를 섭취했을 때 배가 아픈 경우도 있으니 조금씩 섭취한 후 적응이 되면 양을 점점 늘려가는 것이 좋다. 특히 비트와 같은 뿌리채소에는 칼륨이 풍부하게 들어있기 때문에 신장 질환이 있는 사람은 요산 수치가 높아질 수 있어 주의가 필요하다.

몸무게 60kg 기준 일반 성인은 비트 1/4을 삶아서 갈아 먹는 것이 좋다. 그러나 신장 질환이 있는 사람이 ABC주스를 섭취하기 위해서는 평소 진료를 받던 주치의와의 상담이 필요하다.

비트의 효능

- · 운동 후 회복 시간을 줄여줘 체력 개선에 도움을 준다.
- · 지방 축적을 억제한다.
- · 간의 독소를 제거하고 소화를 돕는다.
- · 인슐린이 급격하게 분비되는 것을 억제해 당뇨를 예방한다.
- · 고혈압, 뇌졸중, 심근 경색 예방에 도움이 된다.
- · 나트륨을 배출해준다.
- · 항산화 효과로 염증 질환을 예방할 수 있다.

‖ 당근

당근은 '단맛이 나는 뿌리'에서 유래했다고 한다. 홍당무는 '뿌리가 붉은색이고 단 맛이 나는 무'라는 뜻이라니, 시골 할머니 댁 강아지 누렁이의 생김새를 보지 않아도 누렁이는 누런색 강아지겠구나 하는 것과 비슷한 이치이다.

당근은 차가운 땅에서 추위를 이겨내며 당분을 축적하는데, 인삼 재배가 어려웠던 옛 일본에서는 당근을 인삼에 버금가는 약재로 여겼다. 우리에게 잘 알려져 있는 한의학의 대표 저서인 《동의보감》에서도 당근을 훌륭한 약재라고 설명한다.

당근은 비트와 마찬가지로 식이 섬유가 많이 들어있어 포만감을 유지하면서 적당한 에너지를 내지만 낮은 칼로리 덕분에 체중을 효과적으로 줄일 수 있도록 도와준다.

당근을 고를 때에는 끝부분이 가늘거나 구부러져 있는 것보다는 표면이 매끄럽고 색이 진하며 선명한 것, 약간 뚱뚱하고 들어봤을 때 무게감이 있는 것이 좋다. 당근의 베타카로틴 성분은 미리 썰어두면 산화되어버리기 때문에 먹기 바로 전에 손질하는 것이 가장 좋다.

하지만 이렇게 먹기 전에 준비하는 것이 번거롭다면 당근이 가장 맛있는 시기에 구입해 흙이 묻어있는 채로 신문지에 돌돌 말아 지퍼백에 넣어 냉장 보관하거나 하나하나 랩을 감싸 냉장 보관하면 장기 보관이 가능하다.

당근을 세로로 잘라보면 결을 따라 나누어져 있는 것을 볼 수 있다. 당근이 덜 익었다고 생각한 사람도 있을 수 있지만 당근은 원래 부위가 나눠진다. 당근을 잘랐을 때 하얀 심지를 기준으로 바깥 부분을 체관, 안쪽 부분을 물관이라고 한다. 체관은 단백질, 지방, 탄수화물 같은 영양분이 이동하는 부분이기 때문에 맛과 향이 진하다. 물관은 이름처럼 물이 이동하는 부분으로 수분이 많고 아삭한 식감을 선사한다.

당근을 영어로 하면 'Carrot'이다. 카로틴Carotene* 성분이 가득 들어있기 때문에 붙여진 이름이라고 하니, 당근은 정말 카로틴이 많은 캐롯이다. 베타카로틴이 풍부하게 들어있어 최고의 건강식품으로 꼽히지만 생으로 섭취할 경우 흡수율이 약 10% 정도밖에 되지 않는다. 당근을 익히거나 기름에 조리하면 흡수율이 30~50%로 높아지기 때문에 체내 흡수율을 높이기 위해서는 익혀먹는 방법도 괜찮다.

소풍하면 떠오르는 김밥을 만들 때 아삭아삭한 생오이와 생당근을 함께 넣는 경우가 있다. 김밥을 완성하고 나면 초록색과 주황색이 어우러져 알록달록 예뻐 보이지만 영양학적으로는 잘 맞지 않는다. 당근의 아스코르비나아제 효소가 오이에 들어있는 비타민 C를 손실시키기 때문이다.

----

* **카로틴** 카로티노이드 중 하나로 당근 뿌리나 고추에 많이 들어 있는 붉은 빛 색소 물질이다. 동물의 몸 안에서 비타민 A로 변한다.

김밥에 오이와 당근을 함께 넣고 싶을 때에는 껍질을 벗긴 볶은 당근과 피클로 만들어진 오이를 김밥 재료로 쓴다면 영양 손실을 막을 수 있다. 당근은 기름과 함께 섭취하면 흡수율이 10%에서 60%로 늘어난다고 하니 김밥을 만들 때에는 손이 조금 많이 가더라도 볶은 당근을 넣는 것이 좋겠다.

당근의 베타카로틴은 비타민 A의 전구체라고 불리는데 이는 비타민 A로 변하기 전 단계의 형태라고 할 수 있다. 즉, 베타카로틴은 몸속으로 들어오면서 비타민 A로 바뀌어 흡수된다.

비타민 A는 항산화 효과가 있어 암, 심장 질환 등 만성 질환 예방에 도움을 주고, 베타카로틴은 항산화 작용으로 세포 손상을 막고 콜라겐 생성을 도와 피부 탄력을 유지할 수 있도록 한다.

또한 비타민 A는 신체의 모든 점막을 형성하고 강화해 세균이나 바이러스로부터 신체를 보호하고 면역 세포를 생성하는 데 중요한 역할을 하기 때문에 홍역이나 수두 같은 면역성 질환 예방에 탁월하다. 더불어 피부 보호막을 형성해 자외선으로부터 피부를 보호하기도 하고 피부로 수분이 빠져나가는 탈수를 막아 겨울철 화장

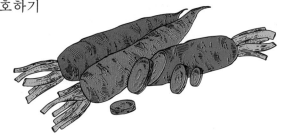

전 신경 쓰이는 각질, 색소 침착, 건성 피부, 여드름, 습진과 같은 피부 질환을 완화시켜 건강한 피부로 가꿀 수 있도록 도와준다. 그리고 위장과 대장의 점막을 형성해 변비와 대장암을 예방하고 코와 입안의 점막을 형성해 천식, 기침, 기관지염과 같은 호흡기 질환을 예방하는 데 효과적이다.

또한 비타민 A는 안구 표면에 있는 지방층을 형성하는 데 도움을 주기 때문에 안구 건조증을 예방하고, 어두운 곳에서 물체를 구별하는 데 필요한 로도신이라는 성분 생성을 도와 어두운 곳에서 사물을 잘 보지 못하는 야맹증을 예방한다.

비타민 A는 뼈와 치아 형성에 기여하기 때문에 어린이와 청소년 같은 성장기에는 비타민 A 섭취가 중요하다. 하지만 성인은 비타민 A가 뼈 형성에 도움이 되지 않기 때문에 골다공증 개선 효과를 기대하기 어렵다.

활성 산소는 우리 몸에 꼭 필요하지만 과하면 우리 몸의 장기에 손상을 주고 노화를 촉진할 수 있다. 그렇다면 숨을 적게 쉬는 게 정답일까? 말도 안 되는 소리다. 숨 쉬는 활동과는 상관없는 활성 산소는 항산화 효과가 있는 음식 섭취로 제거할 수 있다.

당근은 강력한 항산화제 역할을 해 노화 방지를 비롯해 피부 미용 뿐 아니라 면역력을 높이고 항암 효과로 암을 예방한다. 숨

쉬며 살아가는 데 산소는 꼭 필요하지만 몸속에 남아있는 활성 산소는 몸속 세포의 산화를 촉진해서 노화를 촉진하고 당뇨, 고혈압, 암을 형성하기도 한다.

항산화제는 비타민 A, C, E, 셀레늄, 철, 아연 등에 들어있는데 당근의 베타카로틴은 항산화 작용을 통해 면역력을 높임으로써 피부를 보호하고 눈 건강을 지키는 등 전반적인 면역력을 높여 외부 자극으로부터 신체를 보호한다.

소변으로 배출되는 수용성 비타민과는 다르게 비타민 A를 비롯한 비타민 D, E, K는 지용성 비타민이기 때문에 체내에 축적되고 과하게 섭취하면 중독이 된다. 하지만 이런 중독 증상은 하루 식사로 매일매일 당근만 먹거나 비타민 제품으로 비타민 A를 과하게 섭취하지 않는 이상 걸릴 가능성이 낮기 때문에 걱정하지 않아도 된다.

당근의 알파카로틴 성분은 노화를 늦추는 데 도움을 준다. 또한 이뇨 작용으로 몸속에 남아있는 소변을 잘 나오도록 해 방광염 예방에도 효과가 있다. 이는 체내에 남아있는 여분의 수분이나 독소 배출을 촉진하기 때문인데, 몸속에 남아있는 수분을 배출하거나 독소를 배출하게 되면 손끝과 발끝이 차가운 수족냉증 예방에도 효과적이다.

당근에는 칼륨이 많이 들어있어 나트륨 배출을 도와 혈압을 조절해 주어 체내 나트륨 균형을 맞출 수 있도록 도와준다. 그래서 부종이 생겼을 때 당근을 섭취하면 어느 정도 부종을 줄일 수 있다.

어떤 사람들은 당근이 달기 때문에 혈당을 높이고 당뇨 환자들에게 해롭다고 생각하지만 그렇지 않다. 오히려 당근은 양파, 돼지감자와 함께 당뇨에 좋은 음식으로 꼽힌다. 당근에 많이 들어있는 가용성 섬유질이 혈당과 인슐린의 수치를 조절하는 데 도움을 주기 때문이다. 채소의 섬유질은 포도당 형태로 바뀌어 혈액 내 혈당이 천천히 올라가도록 도와준다.

당근에는 100g당 2.8g의 섬유질이 포함되어있다. 생 당근 한 컵에는 약 10g의 탄수화물과 약 4g의 섬유질이 들어있는 셈이다. 이는 포만감을 유지하게 함으로써 체중을 조절하는 데 효율적인 역할을 한다.

특히 당근에는 섬유질도 많지만, 88%가 수분으로 이루어져 있기 때문에 칼로리는 낮고 포만감은 가득 느낄 수 있도록 도와 중성 지방을 감소시킨다. 종이컵 기준으로 다진 당근 한 컵은 겨우 52칼로리밖에 하지 않기 때문에 체중 조절을 하는 사람들에게는 간식으로 당근만큼 좋은 것이 없다.

당근의 효능

· 항암, 항산화 작용을 한다.

· 베타카로틴 성분이 심혈관, 소화기 건강을 유지한다.

· 간 건강에 긍정적인 효과를 미친다.

· 시력 저하를 예방한다.

· 피부 미용에 효과적이다.

· 변비를 예방한다.

ACC주스를
제대로
만들어 보자

지금까지 ABC주스에 대해 살펴보았다. 이번에는 ACC주스에 대해 알아보자. ABC주스의 B, 비트 대신 양배추를 넣어 만든 주스로 사과, 당근, 양배추 주스이다.

사실 비트는 앞서 언급한 것처럼 우리에게 생소한 채소이다. 쉽게 구한다고 하면 구할 수도 있지만 사과나 당근에 비해 가격이 좀 더 나갈 뿐만 아니라 비트 특유의 흙냄새를 싫어하는 사람이나 비트를 보관하기 힘들어하는 사람들을 위해서 ACC주스를 소개한다.

비트의 붉은 색을 떠올리면서 '자색 고구마나 자색 감자를 넣으면 안 되나요?'라고 질문할 수도 있다. 색이 비슷하다고 자색 고구마나 자색 감자를 넣으면 안 된다. 왜냐하면 구황 작물인 고구마나 감자는 탄수화물이기 때문이다. ABC, ACC, BBC주스는 탄수화물을 줄이고 섬유소를 섭취함으로써 노폐물을 배출하는 것이 핵심이다. 그렇기 때문에 비트가 부담스럽다면 비트 대신 양배추를 넣은 ACC주스를 섭취하는 것을 추천한다.

비트 대신 양배추를 넣게 되면 양배추의 달달한 맛 때문에 목 넘김이 좀 더 수월해질 뿐 아니라 위장이 좋지 않은 사람, 신장 결석이 있었던 사람도 쉽게 마실 수 있다는 또 다른 장점이 있다.

ACC주스도 간편한 계량을 위하여 슈퍼마켓이나 편의점에서 흔하게 구할 수 있는 일반 크기의 종이컵을 사용한다. 일반적으로 종이컵의 윗부분에서 1cm 정도 남기고 담았을 때 약 200ml, 180g이 된다.

사과, 당근은 ABC주스를 만들 때처럼 깨끗하게 세척하여 껍질째 깍둑썰기 한다. 1.5~2.5cm 정도의 정육면체에 가까운 형태로 준비하면 계량하기 간편하다. 양배추는 비스듬히 포개어 손으로 가볍게 누르면서 가늘게 채 썬다. 얇게 썰어낸 양배추 한 컵은 17칼로리밖에 되지 않으면서 다량의 섬유질과 양배추 한

컵당 75mg의 비타민 C가 들어있다.

건강한 성인을 위한 ACC주스

준비 재료(종이컵 기준)

사과 1/2컵, 당근 1컵, 양배추 1컵(또는 2컵), 물 1/2컵

❶ 사과, 당근은 껍질째 깍둑썰기 하고 양배추는 채 썬다.

❷ 믹서기에 모든 재료를 넣고 간다.

＊ 각각의 재료는 익히지 않은 날것으로 사용한다.

ABC주스와 마찬가지로 ACC주스를 섭취한 후에도 물을 많이 마셔주는 것이 중요하다. ACC주스처럼 식이 섬유가 많이 함유된 음식을 먹을 때에는 수분 섭취를 충분히 해주어야 섬유질이 장을 막는 것을 예방할 수 있기 때문이다. 이 또한 식이 섬유를 섭취하기 위해서는 통째로 갈아 건더기까지 수저로 떠먹어야 한다.

앞서 사과와 당근에 대해 알아보았으니 ACC주스의 양배추만 추가적으로 알아보자.

‖ 양배추

미국 타임지가 선정한 3대 장수 식품 중 하나인 양배추는 고대 그리스 시대부터 즐겨먹던 채소로, 그리스 시대에는 전쟁에 나갈 때 영양 식품으로 가지고 다녔으며 만리장성을 짓던 중국 사람들도 양배추 주먹밥을 해먹었고, 네덜란드와 영국 선원들은 괴혈병을 예방하기 위해 양배추를 섭취했다. 러시아에는 오래전부터 양배추를 끓여 죽을 먹었다고 한다. 그래서 '양배추로 만든 죽은 우리와 함께하는 자양분'이라는 말이 전해져 온다.

우리나라 대표적인 한의학 저서인 《동의보감》에서도 '양배추는 위와 간을 튼튼하게 하고 노폐물을 제거하는 효과가 있으며, 위궤양과 원기 회복에 도움이 된다'고 기록되어 있을 만큼 양배추는 유익한 채소이다.

실제로도 양배추는 섬유질이 많아 해독 작용으로 위를 보호하는 등 위 건강에 특히 좋기 때문에 소화가 잘 되지 않거나 속이 쓰린 사람들이 많이 찾는다. 또한 양배추에는 설포라판*과 글루타티온*이라는 성분이 들어있어 몸속의 독소를 빼내는데 중요

----

* **설포라판** 유황 성분을 함유하고 있는 기능성 물질로 항미생물 작용을 하며 항암 효과가 있어 약용으로 사용한다.
* **글루타티온** 자연계에 널리 분포하며 동물, 효소 등 거의 모든 생체 내의 산화 환원 반응에 중요한 역할을 한다.

한 역할을 한다.

양배추는 양에 비해 비교적 가격도 저렴하고 구하기가 쉬워 '가난한 이들의 의사', '천국의 선물'이라는 찬사를 받고 있다. 섬유소와 비타민 C가 풍부하면서도 칼로리는 적고 바이오플라보노이드*, 칼륨, 엽산, 비타민 B군이 몸을 해독하고 피부를 세정해 주며 에너지를 재생하는 효과 등이 있기 때문이다.

샐러드 뿐 아니라 볶음 요리, 쌈 등 다양한 형태로 우리 식탁에 올라오는 양배추는 모양이 동글동글하고 겉을 싸고 있는 잎이 녹색을 띠고 있는 것, 묵직한 느낌이 들면서 양손으로 살짝 눌러봤을 때 속이 꽉 차있는 느낌이 드는 단단한 것을 고르는 것이 좋다. 잎이 흐물흐물하게 시들어 있거나 상처가 있는 양배추는 피하는 것이 좋으며 반으로 갈랐을 때 꽃대가 올라와 있거나 노란 부위가 많은 것은 좋지 않다.

양배추를 세척할 때에는 다른 채소보다 많은 고민이 된다. 껍질을 하나하나 분리해서 꼼꼼하게 씻어야 하는지 대충 통째로 흐르는 물에 씻으면 되는지, 어디까지 씻어야하는지. 양배추는

----

* 바이오플라보노이드　모세 혈관 강화제로 비타민 P라고 알려진 헤스페리딘이나 그 후 발견된 틴등은 어느 것이든 플라본 유도체로 이들을 총칭한다.

병충해에 약하기 때문에 양배추를 재배할 때에는 농약을 많이 사용한다고 한다. 그래서 세척을 좀 더 꼼꼼하게 잘 해주는 것이 중요하다. 세척 방법은 간단하니 너무 겁먹지 않아도 된다.

먼저 가장 겉면의 잎은 아까워하지 말고 두세 장 정도 제거한 뒤 베이킹 소다를 푼 물에 세척한다. 그 후 식초를 탄 물에 1~2분 정도 담가두었다가 흐르는 물에 씻어주면 양배추에 남아 있는 잔류 농약들을 제거할 수 있다.

현대사회에 들어서 1인 가구가 많이 늘어나기도, 식구들 모두가 모여 밥을 먹을 기회가 많이 없기도 하다. 주스를 해먹자고 커다란 양배추를 사서 나머지를 냉장고에 넣어 두자니 부담스러울 수도 있다.

양배추를 실온에 두면 쉽게 건조되고 갈변하는데, 겉잎을 몇 장 떼고 한 번 먹을 만큼 크기로 잘라 물을 묻힌 거즈나 키친타월을 심지 부분에 감싸 랩으로 공기가 들어가지 않도록 감싼 후 비닐봉지나 지퍼백에 넣어 냉장 보관하면 오래도록 싱싱하게 보관할 수 있다. 주스를 만들어 먹고도 양배추가 남는다면 사용 용도에 따라 손질해 냉동 보관하면 국거리나 볶음용으로도 사용할 수 있고 양배추 샌드위치나

샐러드로도 먹을 수 있다.

ACC주스는 즙을 내는 것이 아니라 전체를 갈아서 먹는 것이기 때문에 버려지는 부분이 없다. 한국기능식품연구원은 통째로 간 양배추가 일반 양배추즙보다 식이 섬유, 아연, 칼슘, 비타민 E 등이 최대 36배 많다고 보고했다.

양배추는 날씨가 추워지면 당분을 더 저장하기 때문에 찬바람이 불수록 단맛이 더 든다. 하지만 특유의 쿰쿰하면서도 비릿한 냄새 때문에 양배추를 싫어하는 사람들이 있다. 흔히 우리가 심지라고 부르는 부위를 '고갱이'라고 하는데 만약 특유의 냄새 때문에 양배추를 먹기 싫어진 것이라면 양배추를 잘랐을 때 고갱이 부분을 제거하고 먹으면 된다.

보건복지부 조사에 따르면 우리나라 의약품 판매 1위는 위장약이라고 한다. 한국인은 맵고 짠 음식에 길들여져 있으면서도 더 자극적인 맛을 찾는다. 이런 잘못된 식습관과 시간에 쫓겨 빠르게 식사하는 식습관으로 위장 장애를 달고 사는 사람들이 많다.

양배추에는 비타민 U와 K가 풍부하게 들어있어 위 점막 강화와 재생을 촉진해 위산이나 다른 자극들로부터 위벽을 보호하는 효과를 가지고 있다. 이는 현재 시판되는 위장약의 주성분으로 사용되는 등 위 건강을 지키는 데 도움을 준다. 글루타민의 일종인 비타민 U는 위장관 내 세포들의 재생을 돕는다.

설포라판은 위염을 일으키는 헬리코박터 파일로리균*의 활성을 억제해 위암과 위염을 예방할 뿐 아니라 대장암, 유방암, 전립선암 등 암세포가 분열되는 것을 억제하여 항암 효과를 낸다. 한국식품영양학회지 논문에 따르면 급성 위염을 유도한 쥐에게 양배추 추출물을 투여했을 때 염증 인자의 발현이 유의미하게 감소하는 것으로 나타났다. 게다가 설포라판 성분은 동맥 내 혈전이 생기는 것 또한 막아준다.

양배추를 비롯해서 브로콜리, 케일, 콜리플라워, 겨자 같은 채소에는 글루코시놀레이트*라는 항암 성분이 풍부하게 들어있다. 이는 암과 관련된 호르몬이 생성되는 것을 억제해 암세포가 퍼지거나 커지는 것을 막는다.

글루코시놀레이트가 몸속으로 들어와서 장으로 흡수되면 장 속의 미생물이 분해되어 아이소싸이오사이아네이트, 인돌-3-

----

* 헬리코박터 파일로리균 위염, 위궤양, 십이지장 궤양 등을 일으키는 균이다.
* 글루코시놀레이트 갑상선 비대증을 일으킬 수 있는 항영양성 인자이다.

카비놀*, 설포라판 등을 생성한다. 아이소싸이오사이아네이트*,
인돌-3-카비놀 성분은 유방암, 결장암, 전립선암을 억제하는 등
항암 성분으로 알려져 있지만 위장 보호와 독소 제거에도 효과
적이다. 이런 인돌 계열은 몸에 들어오는 나쁜 독소를 해독시키
고 발암 물질이 생성되는 것을 억제하는 데 중요한 역할을 하고
백혈구 활동을 향상시킨다.

양배추에는 칼륨이 풍부하게 들어있다. 칼륨이 혈압 조절에
중요하다는 것은 앞에서도 언급했지만 아무리 강조해도 지나치
지 않기 때문에 다시 한번 언급하겠다.

나트륨은 혈압에 안 좋은 영향을 미치기 때문에 칼륨이 혈관
을 확장시켜 혈액이 잘 흐를 수 있도록 도와주고 나트륨을 배출
시켜 몸속의 염분 균형을 맞춰 혈압 조절을 해준다.

양배추에는 칼슘과 비타민 K가 포함되어 있어 뼈를 튼튼하
게 해준다. 골다공증이나 관절염에 도움을 주고 평소에도 뼈 건

---

* **인돌-3-카비놀** 독을 제거하는 효소를 자극하고 강한 항산화, 항암 작용을
  한다. 치료보다는 예방에 효과적인 물질로 알려져 있다.
* **아이소싸이오사이아네이트** 황을 함유한 생리 활성 물질로 항암, 항균, 살
  충 작용을 하고 폐암, 식도암, 위암을 예방한다.

강을 유지하는 데 도움이 되기 때문에 임산부나 폐경기 여성에게 좋다.

특히 비타민 K는 안토시아닌과 더불어 뇌신경 손상을 막고 뇌 기능을 활발하게 만들어 집중도를 높이고 알츠하이머와 치매를 막는 역할을 한다.

양배추 100g은 25칼로리로 칼로리도 낮고 섬유질이 많아 포만감을 주기 때문에 변비 개선에도 좋을 뿐 아니라 체지방과 내장 지방을 줄이는 데 탁월하다. 또한 주스로 먹을 때 단 맛을 내기도 한다.

양배추는 토마토보다 2배 이상의 비타민 C가 함유되어 있어 피부 미용에도 좋다. 비타민 C가 콜라겐 생성을 촉진하고 주근깨와 여드름을 예방해 미백에 효과를 주는 등 피부에 활력을 준다. 특히 칼륨은 체내 염분을 조절하기 때문에 여드름을 예방하는 데 탁월하다.

양배추의 비타민 B6와 유황 성분은 각질을 제거하고 피지를 조절해 여드름 개선에 좋다. 유황 성분은 살균 작용을 가지고 있어 각종 유해균이나 곰팡이를 없애 주는데, 이 성분은 피부 각질을 제거하고 피지를 조절하는 기능도 있어 지성 피부에 더욱 좋다. 카로티노이드 성분은 피부 세포의 노화를 방지하고 피부 결을 매끄럽게 해준다.

양배추의 베타카로틴은 체내에서 비타민 A로 바뀌어 활성산소를 제거하는 대표적인 항산화제 역할을 하기도 하고 전반적인 눈 건강에 좋다. 비타민 A가 부족하면 야간 시력이 나빠지고 심하면 망막이 건조해지기도 한다.

다만 아무리 몸에 좋은 양배추라도 너무 많이 먹으면 부작용이 생길 수 있다. 특히나 갑자기 삶은 양배추를 너무 많이 먹으면 섬유소가 과다하게 쌓여 복통, 설사, 복부 팽만이 발생할 수 있다. 특히 원래 배탈이 자주 났던 사람들은 양배추 부작용이 더 잘 나타나기 때문에 체질에 맞춰 양배추를 급작스럽게 많이 먹지 않도록 주의해야 한다.

갑상선 질환이 있는 사람은 특히 양배추를 꼭 익혀서 먹어야 하는데 양배추가 갑상선 호르몬 합성에 필요한 요오드의 흡수를 방해해 생 양배추를 섭취하게 되면 갑상선이 붓게 될 수 있기 때문이다. 평소 갑상선이 붓거나 갑상선 기능 장애가 있다면 주치의와 상담 후 복용하는 것이 좋다.

양배추에 많이 들어있는 비타민 K는 피를 응고시키는 작용을 한다. 때문에 뇌경색, 심장 질환, 고혈압약과 같은 항응고제를 복용하는 사람들 또한 주치의, 전문의와 상담하는 것이 좋다.

회식이 잦고 피로가 쌓인 직장인 중 양배추즙이 맛없다고 생각하면서도 건강을 위해서 마시는 사람들이 많은데 꾸준히 마시면 앞서 언급한 양배추의 다양한 효과를 몸소 체험할 수 있다. 손수 만들어 먹는 양배추 주스가 더 좋다고 해서 어설프게 만들면 비릿한 맛이 나서 다시는 양배추 즙을 입에도 대지 않을 수도 있다. 그러나 ACC주스 안에는 사과와 당근이 함께 들어있기 때문에 양배추의 비릿한 맛을 이미 경험한 사람도 양배추에 대한 새로운 생각을 가질 수 있을 것이다.

BBC주스를
제대로
만들어 보자

이제 마지막으로 BBC주스에 대해 알아보겠다. 사과나 양배추를 먹었을 때 속이 더부룩한 사람이나 건강주스를 처음 접하는 초심자를 위한 것으로, 바나나, 비트, 당근을 넣어 만든다.

과일을 먹으면 남들보다 뱃속에 가스가 많이 차는 것 같고 가스 때문에 속이 더부룩하거나 복부 통증을 겪는 사람들이 있다.

특히 평소 과민성 대장 증후군이 있는 사람이나 장이 예민한 사람은 복부에 가스가 조금만 차도 극심한 통증을 느낄 수 있다. 과일 속의 과당과 소비톨이 염증과 가스를 만들어 내기 때문이다.

이런 경우 과당이 모두 소화될 수 있도록 좀 더 천천히 섭취하거나 수분 섭취에 더 신경을 써야 한다. 특히 사과, 망고, 양배추, 브로콜리, 유제품, 양파와 마늘, 그리고 밀과 같은 올리고당, 이당류, 단당류, 폴리오 성분이 포함되어 있는 음식을 적게 먹으면 도움이 된다.

사실 가스는 숨 쉬고 음식을 섭취하고 소화시키는 과정에서 자연스럽게 생겨나게 되는데 간혹 가스를 잘 배출하지 못하는 사람들이 있다. 이렇게 사과를 먹으면 복부에 가스가 차거나 속이 더부룩한 사람들을 위해서 사과 대신 바나나를 넣은 BBC주스를 소개한다.

BBC주스도 간편한 계량을 위하여 슈퍼마켓이나 편의점에서 흔하게 구할 수 있는 일반 크기 종이컵을 사용한다. 일반적으로 종이컵의 윗부분에서 1cm 정도 남기고 담았을 때 약 200ml, 180g이 된다.

바나나는 반 개를 준비하고 비트와 당근은 카레를 만들 때 채소를 손질하는 것처럼 깨끗하게 세척하여 껍질째 1.5~2.5cm 정도의 정육면체에 가까운 형태로 깍둑썰기 한다.

건강한 성인을 위한 BBC주스

준비 재료(종이컵 기준)

바나나 반 개, 비트 1/4컵, 당근 1/2컵, 물 1/2컵 또는 저지방 우유 1/2컵

❶ 바나나는 껍질을 까서 반 개 준비하고 비트, 당근은 껍질째 깍둑썰기 한다.

❷ 물이나 저지방 우유 중 취향에 맞게 1/2컵 넣는다.

❸ 믹서기에 모든 재료를 넣고 간다. 취향에 따라 레몬즙을 넣어도 좋다.

* 각각의 재료는 익히지 않은 날것을 사용한다.

다른 주스들처럼 BBC주스를 섭취한 후 섬유질이 장을 막는 것을 예방하기 위하여 충분하게 수분을 섭취해 주는 것이 중요하다. 식이 섬유를 섭취하기 위해서는 통째로 갈아 건더기까지 수저로 떠먹는 방법이 좋다.

다른 주스와 다른 점은 물 대신 우유를 넣어도 되며 취향에 따라 레몬즙을 살짝 넣어 상큼함을 줄 수 있다는 것이다.

비트와 당근은 앞의 설명을 참조하고 바나나에 대해서만 추가로 알아보겠다.

‖ 바나나

다른 과일들보다 저렴한 가격으로 사계절 내내 먹을 수 있는 바나나. 전 세계인들 모두 바나나를 사랑하지만 우리나라는 특히 세계에서 열네 번째로 바나나를 많이 수입하는 나라라고 한다.

과일 바나나도 유명하지만 바나나하면 어렸을 적 엄마 따라 목욕탕에 가면 사먹을 수 있었던 단지 모양의 바나나맛 우유가 가장 먼저 떠오르는 사람도 많을 것이다.

2019년 12월, 이탈리아 예술가인 마우리치오 카텔란은 미국의 마이애미비치 아트바젤에 박스테이프를 이용해 벽에 바나나를 붙여두고 1억 원이 넘는 가격에 내놓았다. 이 작품의 이름은 '코미디언'. 1억 원이 넘는 가격에 바나나 하나를 사기보다는 BBC주스를 통해 돈으로 살 수 없을 만큼 가치 있는 건강하고 아름다운 몸을 만들어보자.

만화 〈검정고무신〉에서 바나나가 너무나도 먹고 싶었던 주인공 기영이는 바나나 한 입을 먹고 눈물을 흘렸다. "야, 바나나다 바나나야. 무슨 맛이냐 하면 말랑말랑하고 아카시아 꽃향기가 나고 고소하면서 하늘 땅, 하늘 땅땅만큼 맛있어!"라고 친구들에게 자랑한다.

만화에 나온 것처럼 1960~70년대에는 바나나가 아주 귀하고 비싼 과일이었다. 그래서 바나나는 귀한 손님이 오셨을 때나 생일 잔칫상에서 볼 수 있었다. 이후로도 사람들에게 지속적으로 사랑받는 바나나는 바나나 맛 과자, 우유, 빵, 막걸리 등등 다양한 식품에 첨가되어 출시되고 있다.

하지만 최근 바나나가 다시 1960~70년대처럼 귀해질 수 있다는 경고가 나온다. 다른 과일들과 달리 씨가 없고 과육으로 가득 찬 유전자 돌연변이 바나나가 개량되면서 우리가 일반적으로 알고 있는 바나나가 유통되고 있다. 바나나 농장에는 유전적으로 같은 바나나 나무들만 있기 때문에 병충해가 한번 돌면 한 바나나 농장이 전멸되는 것이다. 그래서 '바나나를 다음 세대 사람들도 먹게 하자'는 취지의 '바나나 구하기 컨소시엄Banana Save'이 조직되어 기존 바나나를 대체할 품종을 찾아내고 병충해로부터 지킬 수 있는 방법을 찾아내고 있다.

바나나는 껍질의 노란색이 진해지고 검은 점들이 생기기 시작할 때가 가장 먹기 좋을 때이다. 바나나는 다른 과일들보다 빨리 익기 때문에 다 먹지 못할 만큼 익어버렸다면 냉장이나 냉동 보관으로 기간을 늘릴 수 있다.

반대로 약간 덜 익었다면 불에 익혀 먹는 방법도 있다고 한다.

일반적으로 한 송이에 바나나가 열 개 이상 달려 있어 1인 가구의 경우 결국에는 까맣게 변해 쓰레기통으로 가는 바나나가 많아진다. 게다가 여름에는 날파리가 많이 생겨 바나나 사기가 꺼려지기도 한다. 그렇다고 조금 초록색인 바나나를 구입하면 사자마자는 떫은 맛이 나는 초록 바나나를 먹고, 며칠 지나서 몇 개만 아주 맛있는 바나나를 먹고 그 이후에는 물컹물컹해진 바나나를 먹기 일쑤이다.

최근 날짜에 맞춰 먹을 수 있도록 나온 패키지가 있기는 하지만 아무래도 한 송이를 통째로 사는 것보다는 가격이 제법 나간다. 그럼 어떻게 해야 맛있는 바나나를 오래도록 먹을 수 있을까?

바나나는 보통 실온 보관하는데 냉장 보관을 하면 껍질이 더 빠른 속도로 까맣게 변한다. 바나나를 물컹물컹하게 만드는 에틸렌이라는 성분을 억제하기 위해서는 바나나 꼭지 부분을 랩이나 포일로 감싸 표면이 바닥에 닿지 않도록 바나나 걸이에 매달아 두면 신선하게 유지할 수 있다. 비슷한 원리로 세탁소에서 주는 철제 옷걸이에 바나나를 매달아 보관하면 바닥에 놓아두는 것보다 오래도록 보관할 수 있다.

바나나에는 비타민, 무기질 등이 풍부하게 들어있다. 게다가 바나나의 풍부한 섬유질은 장의 운동을 촉진하고 변비를 없애주며 위산을 중화시키고 염증 완화에 도움을 준다.

운동을 즐겨 하는 사람들 중 바나나를 섭취하는 사람들을 많이 볼 수 있는데 운동 전에 바나나를 먹으면 든든한 에너지원이 되고 규칙적으로 바나나를 섭취하면 운동할 때 근육 경련을 예방할 수 있다. 비트와 마찬가지로 근육을 강화하는 데에도 도움을 준다.

바나나는 70%의 과육과 30%의 수분으로 이루어져 있고, 100g당 90칼로리밖에 되지 않아 저칼로리 식품으로 꼽힌다. 칼로리는 적고 포만감은 빨리 느낄 수 있기 때문에 다이어트에 적합하며 특히 물이나 우유와 함께 먹으면 좋다. 잘 익은 바나나에는 수용성 식이 섬유와 펙틴 성분이 함유되어 있어 포만감을 느끼면서도 장운동을 도와준다. 펙틴은 건강한 성인의 식사 후 혈당을 조절하는 데 도움이 된다.

바나나에는 100g당 약 33mg 정도의 마그네슘이 들어 있다. 마그네슘은 우리 몸에서 칼슘이 잘 운반될 수 있도록 도와주어 뼈를 튼튼하게 만들어준다. 커피를 많이 먹는 사람이나 음주를 즐기는 사람들은 마그네슘이 소변으로 자주 배출되어 결핍 증상이 나타나며 비타민과 미네랄의 영양 밀도 또한 떨어진다.

흔히들 눈 밑이 떨리면 마그네슘 부족이라고 알고 있다. 마그네슘이 부족하면 눈 밑이 떨리는 것 뿐 아니라 심장 질환, 뇌졸중, 당뇨병의 유병률도 올라간다. 직접적으로 어떤 연관성이 있는지 앞으로 더 많은 연구가 필요하지만 마그네슘은 그만큼 우리 몸에 중요한 역할을 하고 있다.

바나나에는 칼륨과 마그네슘이 풍부하게 들어있어 '천연 신경 안정제'라고 불린다. 이는 예민해진 신경과 근육을 이완시키는 데 효과가 있어 심장 박동을 안정적으로 뛰게 한다.

앞서 이야기 한것처럼 바나나는 근육의 긴장을 풀어 근육 경련을 예방해주는데, 저녁에 바나나 한 개를 먹으면 근육의 긴장을 풀어 편안하게 잠들 수 있도록 도와준다. 또한 바나나의 트립토판이라는 성분은 마음을 안정시켜주는 호르몬인 세로토닌의 분비를 촉진시킨다.

세로토닌은 신경 세포에서 나오는 신경 전달 물질로 평안함, 위로감과 같은 정서와 관련된 호르몬이다. 세로토닌은 엔도르핀 생성을 촉진시켜주고 감정조절과 스트레스 조절을 도와주기 때문에 식욕이 왕성해지는 것을 막아주며, 우울증과 스트레스를 조절해 집중력과 기억력 향상에 도움을 준다.

이처럼 호르몬 조절에 탁월하기 때문에 월경 전 증후군 증상을 완화하는 데에도 효과가 있다. 일반적으로 생리 전에는 호르몬의 변화가 생기고 GI지수의 균형이 깨지면서 초콜릿이나 사탕, 과자 같은 단 음식을 원하게 되는데 이럴 때 바나나를 먹으면 균형을 잡을 수 있다.

호르몬 불균형으로 인해 입덧을 하는 임산부의 경우 바나나가 잦은 구토로 상처가 날 수 있는 위장 점막을 보호하고 부족한 칼륨과 철분을 보충해줘서 빈혈을 예방해주기 때문에 좋다. 또한 빈혈이 있는 사람에게도 효과가 있다.

여성 뿐 아니라 남성에게도 좋은데, 비타민이 풍부하게 들어 있어 남성의 생식 기능과 성 호르몬을 생성하는 효과를 가지고 있어 남성 건강을 유지하는 데 도움이 된다.

바나나에는 지방이나 콜레스테롤이 들어있지 않기 때문에 심혈관 질환에 대한 걱정이 있는 사람도 먹을 수 있다. 게다가 나트륨과 칼륨이 들어 있어 동맥의 나쁜 콜레스테롤 수치를 조절하고 혈압을 조절해 성인병 예방에도 탁월하다. 섬유질이 풍부한 과일은 심혈관 질환을 낮추는 데 도움이 된다.

바나나에는 비타민 A, C, E가 풍부해 피부 탄력과 윤기에 효과가 있다. 게다가 피부 유수분 균형에 도움을 주는 비타민 B6이 풍부하고 베타카로틴 성분이 들어있어 노화의 원인이 되는 활성 산소를 제거해 노화 방지에 도움을 준다. 칼륨이 나트륨을 몸 밖으로 배출하는 기능을 하기 때문에 부종 억제에 효과가 있다.

또한 소화 불량과 속쓰림에 효과가 있다. 평소에 '체한 것 같은 느낌'이나 '속이 더부룩한 느낌'을 자주 느끼는 사람이라면 소화가 잘 되는 음식을 섭취하는 것이 좋은데 바나나는 소화에 도움을 주는 과일이다.

바나나는 점차 숙성이 될수록 위산을 억제하는 효소와 천연 제산제 역할을 하는 물질이 증가하는데, 이 물질들은 위궤양으로 인한 속쓰림이나 소화 불량이 있을 경우 도움이 되고 전날 과음을 했을 때 먹으면 숙취 해소와 위장을 보호하는 데 도움을 준다.

공복에 바나나를 섭취하면 좋지 않다는 이야기가 있다. 일반적으로 건강에 이상이 없는 성인이라면 크게 문제가 되지 않지만 저혈압, 심장 질환을 가지고 있는 사람은 바나나가 포함되어 있지 않은 ABC, ACC주스를 추천하며 질환별로 주스에 들어가는 양이 조금씩 달라지기 때문에 참고하면 좋겠다. 신장 기능이 떨어진 사람은 바나나의 칼륨으로 인해서 전해질 이상이 발생할 수 있으니 주치의와 상의하고 먹으면 좋다.

APPLE

BEET

CARROT

PART 04

내 몸에 딱 맞는

ABC주스

당뇨가
있는 사람을 위한
ABC주스

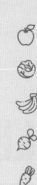

　당뇨 환자는 혈당이 급격히 오르지 않도록 음식을 섭취하는 것이 중요하다. 사과, 비트, 당근은 일반적으로 혈당 관리에 좋은 재료로 갈아서 먹는 것이 좋다. 특히 비트는 예전의 몇몇 연구에서 인슐린 저항성에 도움을 주었다는 결과가 있었다.

　앞으로 더 많은 연구를 통해 명확한 인과 관계를 알아내는 것이 필요하겠지만 당뇨가 있는 사람이 비트 주스를 섭취했을 때 인슐린 저항성이 개선되고 잠재적으로 도움을 받을 수 있다는 사실이 증명되었다.

　비트는 당지수와 GI지수가 낮아 당뇨 환자가 먹어도 좋지만 저작 작용을 통해 분해되어 천천히 흡수되어야 하는 탄수화물은 갈아 먹게 되면 1차 분해 작용 과정 없이 체내에 흡수된다. 그러면 혈당이 급격하게 올라가기 쉽기 때문에 마시는 형태보다는 떠먹는 죽 형태로 섭취할 수 있도록 믹서기나 블렌더를 사용하는 것이 좋다. 즉 급격한 혈당 상승을 막기 위해 액체에 가깝게 오랜 시간 갈아내는 것보다는 적당히 갈아 덩어리가 남도록 만들어 ABC, ACC, BBC죽으로 먹어야 한다.

저작 작용이란 씹는 운동 작용을 말하는데, 씹는 동안 침(타액)과 음식물이 섞여 위에서의 소화 흡수 작용을 촉진시켜주는 중요한 작용이다. 이때 침에 들어있는 소화 효소가 음식물에 작용하게 된다.

때문에 당뇨가 있는 경우에는 가능하다면 비트를 찌거나 삶지 않고 생으로 꼭꼭 씹어 먹는 것이 가장 좋겠지만, 위장 불편감과 함께 혈압이 낮아져 어지러운 증상을 경험할 수 있기 때문에 15분 정도 찐 후 식혀 먹으면 좋다.

당근은 베타카로틴이 풍부해 눈 건강을 위해 섭취하는 것이 좋지만 당뇨병이 있다면 혈당을 관리하기 위해서 주스에서 당근의 비율을 줄이는 것이 좋다. 당뇨가 있는 경우 탄수화물 섭취를 줄이는 것이 중요한데, 당근은 탄수화물 수치인 GI지수가 80 정도로 채소 중에서는 높은 편에 속하기 때문이다.

식품 당지수

- **저당지수(55 이하)**
  고구마(44), 강낭콩(28), 사과(38), 우유(25), 달걀(30), 두부
  (42), 땅콩(20), 미역/김(12), 바나나(55), 딸기(29), 토마토(30),
  시금치(15), 양상추(23), 오트밀(55), 호밀빵(55)

- **중당지수(56~69)**
  흰죽(57), 황도통조림(63), 환타(68), 호박(65), 건포도(57), 파인
  애플(65), 비트(64)

- **고당지수(70 이상)**
  감자(90), 당근(80), 팬피자(80). 식빵(91), 딸기잼(82), 옥수수
  (75), 초콜릿(90), 도넛(86), 후추(73), 떡(85)

당뇨가 있는 사람의 ABC(사과, 비트, 당근)주스 ❶

준비 재료(종이컵 기준)

사과 1컵(또는 1과 1/2컵), 비트 1/2컵, 당근 1/2컵, 물 1/2컵

❶ 사과의 씨 부분을 제거하고 껍질째 깍둑썰기 한다.

❷ 껍질을 벗긴 비트를 깍둑썰기 한다.

❸ 당근은 껍질째 깍둑썰기 한다.

❹ 믹서기에 모든 재료를 넣고 간다.

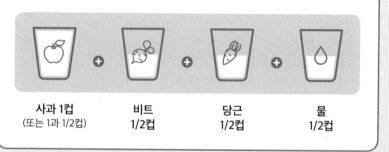

사과 1컵
(또는 1과 1/2컵)

비트
1/2컵

당근
1/2컵

물
1/2컵

* 비트는 섭취 후 개인의 반응과 취향에 따라 깍둑썰기 하여 15분 정도 찐 후 식혀서 사용한다.

* 건더기가 있어 씹을 수 있는 정도로만 갈아서 죽 형태로 떠먹는다.

당뇨가 있는 사람의 ABC(사과, 비트, 양배추)주스 ❷

준비 재료(종이컵 기준)

사과 1컵(또는 1과 1/2컵), 비트 1/2컵, 양배추 1컵(또는 1과 1/2컵), 물 1/2컵

❶ 사과의 씨 부분을 제거하고 껍질째 깍둑썰기 한다.

❷ 껍질을 벗긴 비트를 깍둑썰기 한다.

❸ 씻은 양배추를 컵에 담기 편한 크기로 적당히 자른다.

❹ 믹서기에 모든 재료를 넣고 간다.

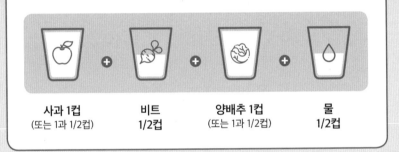

사과 1컵
(또는 1과 1/2컵)

비트 1/2컵

양배추 1컵
(또는 1과 1/2컵)

물 1/2컵

* 비트는 섭취 후 개인의 반응과 취향에 따라 깍둑썰기 하여 15분 정도 찐 후 식혀서 사용한다.

* 양배추 세척법은 189쪽 참고

* 건더기가 있어 씹을 수 있는 정도로만 갈아서 죽 형태로 떠먹는다.

당뇨가 있는 사람의 ABC(사과, 바나나, 양배추)주스 ❸

준비 재료(종이컵 기준)

사과 1컵(또는 1과 1/2컵), 바나나 반 개, 양배추 1컵(또는 1과 1/2컵), 물 1/2컵 또는 저지방 우유 1/2컵

❶ 사과의 씨 부분을 제거하고 껍질째 깍둑썰기 한다.

❷ 바나나는 껍질을 까서 반 개 준비한다.

❸ 씻은 양배추를 컵에 담기 편한 크기로 적당히 자른다.

❹ 믹서기에 모든 재료를 넣고 간다.

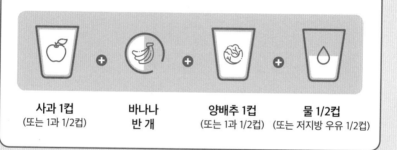

| 사과 1컵 | 바나나 | 양배추 1컵 | 물 1/2컵 |
| (또는 1과 1/2컵) | 반 개 | (또는 1과 1/2컵) | (또는 저지방 우유 1/2컵) |

* 양배추 세척법은 189쪽 참고
* 건더기가 있어 씹을 수 있는 정도로만 갈아서 죽 형태로 떠먹는다.

고혈압이
있는 사람을 위한
ABC주스

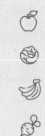

고혈압 환자를 포함해 심비대, 심부전과 같은 심혈관계 질환으로 치료받고 있는 사람과 발기부전으로 치료를 받고 있는 경우에는 주치의와 통해 비트의 복용 여부와 복용량을 상담해야한다. 특히 고령이면서 수축기 혈압이 높고 이완기 혈압이 낮은 경우나 기립성 저혈압의 증상과 같은 혈압이 불안정한 사람의 경우에는 더욱 주의가 필요하다.

질산염은 혈압을 낮추는 성분인데, 기존에 이 성분이 들어있는 약물로 치료받고 있는 사람의 경우 비트와 약물의 상호 작용으로 치료의 방향성을 예측하기 어려울 수 있다. 때문에 저혈압 환자도 비트를 복용할 때 주의해야 한다.

고혈압이 있는 사람의 ABC(사과, 비트, 당근)주스 ❶

준비 재료(종이컵 기준)

사과 1컵(또는 1과 1/2컵), 비트 1/3컵, 당근 1컵, 물 1/2컵

❶ 사과의 씨 부분을 제거하고 껍질째 깍둑썰기 한다.

❷ 껍질을 벗긴 비트를 깍둑썰기 한다.

❸ 당근은 껍질째 깍둑썰기 한다.

❹ 믹서기에 모든 재료를 넣고 간다.

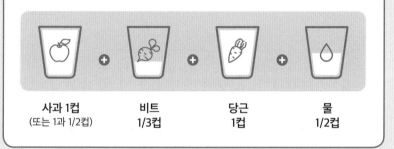

사과 1컵	비트	당근	물
(또는 1과 1/2컵)	1/3컵	1컵	1/2컵

* 비트는 섭취 후 개인의 반응과 취향에 따라 깍둑썰기 하여 15분 정도 찐 후 식혀서 사용한다.

* 건더기가 있어 씹을 수 있는 정도로만 갈아서 죽 형태로 떠먹는다.

고혈압이 있는 사람의 ABC(사과, 비트, 양배추)주스 ❷

준비 재료(종이컵 기준)

사과 1컵(또는 1과 1/2컵), 비트 1/3컵, 양배추 1과 1/2컵(또는 2컵), 물 1/2컵

❶ 사과의 씨 부분을 제거하고 껍질째 깍둑썰기 한다.

❷ 껍질을 벗긴 비트를 깍둑썰기 한다.

❸ 씻은 양배추를 컵에 담기 편한 크기로 적당히 자른다.

❹ 믹서기에 모든 재료를 넣고 간다.

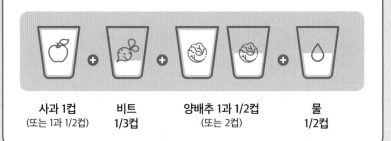

| 사과 1컵 | 비트 | 양배추 1과 1/2컵 | 물 |
| (또는 1과 1/2컵) | 1/3컵 | (또는 2컵) | 1/2컵 |

* 비트는 섭취 후 개인의 반응과 취향에 따라 깍둑썰기 하여 15분 정도 찐 후 식혀서 사용한다.
* 양배추 세척법은 189쪽 참고
* 건더기가 있어 씹을 수 있는 정도로만 갈아서 죽 형태로 떠먹는다.

위장 장애가 있는 사람을 위한 ABC주스

주치의와 상담을 한 위장 장애가 있는 사람을 위한 ABC주스가 다른 주스와 다른 점은 당근을 찜기에 15분 정도 찐 후 식혀서 사용한다는 점이다.

당근 속 베타카로틴의 경우 생으로 먹는 것보다 익혀서 먹으면 소화 흡수율이 높아지면서 영양소를 놓치지 않고 섭취할 수 있기 때문에 위장 장애가 있는 사람들은 당근을 익혀 먹으면 좋다.

‖ 브로콜리
항암 효과로 세계 10대 슈퍼 푸드 중 하나로도 꼽히는 브로콜리에는 단백질, 셀레늄, 오메가3, 지방산, 엽산이 들어있으며, 10~12월이 제철이기 때문에 가을부터 겨울 사이에 맛이 가장 좋다.

브로콜리는 전체적으로 진한 녹색을 띠고 줄기가 단단하면서 꽃봉오리 가운데가 볼록하게 솟아올라 있는 것을 고르는 것이 좋다. 머리 부분이 꽃이 핀 것처럼 크게 벌어져 있는 것은 맛과 영양이 떨어지기 때문에 꽃이 피지 않은 것을 골라야 한다. 송이보다 줄기 부분에 식이 섬유가 많고 영양가가 높기 때문에 전부 먹는 것이 좋다.

겉면이 기름 막으로 둘러 쌓여있고 꽃봉오리가 촘촘하게 뭉쳐 있는 브로콜리를 세척하는 데 곤란함을 느끼는 사람들이 많다. 이를 깨끗하게 세척하려면 4등분으로 잘라 넓고 우묵한 그릇에 물을 받은 뒤 식초 몇 방울을 떨어트리고 5분 정도 거꾸로 넣고 흔들어 헹구면 된다.

브로콜리는 대부분 생으로 먹기보다는 데쳐서 먹는데 오래 삶으면 수용성 비타민이 파괴된다. 이를 막기 위해 데친 후 찬물에 바로 헹구거나 끓는 물에 5분 이내로 살짝 데치면 영양소를 그대로 섭취할 수 있다. 사용하고 남은 브로콜리는 잘라서 랩이나 밀봉되는 통에 담아 냉장 보관하면 된다.

브로콜리에는 인돌-3-카비놀, 설포라판, 식이 섬유 등이 많이 포함되어 있다. 때문에 유방암, 전립선암, 위암, 결장암, 신장암, 방광암 등의 예방에 도움이 된다고 알려져 있다.

또한 양배추처럼 비타민 U와 설포라판이 풍부하게 들어있어 위산과 자극 물질로부터 위벽을 보호해 속쓰림을 완화해준다. 위의 혈액 순환을 원활하게 해 위궤양과 위염과 같은 위장 질환을 완화하는 데에도 효과가 있다.

브로콜리는 루테인, 제아잔틴* 성분이 있어 눈의 피로를 줄여주고 백내장과 같은 안과 질환 예방에 효과가 있다.

레몬보다 비타민 C가 2배 이상 풍부하게 들어있는 브로콜리는 항산화 작용 및 피로 회복에도 탁월해 감기 예방과 피부 미용에 좋다. 또한 함유된 칼슘과 베타카로틴이 인슐린을 촉진시켜 혈당을 조절해 혈압이 안정적으로 유지되게 할 뿐만 아니라 혈압을 조절하는 미네랄 칼륨 성분이 높아 고혈압을 예방하는 데 도움을 준다.

----

* **제아잔틴** 카로티노이드 알코올 중 하나로 망막 안에 포함된 두 개의 카로티노이드 중 하나이다. 진한 녹색의 잎이 무성한 겨자, 순무, 케일과 같은 색을 지닌 식물에 많다.

브로콜리는 100g당 28칼로리로 열량이 낮은 다이어트 식품이다. 섬유질이 풍부하게 함유되어 있어 조금만 먹어도 포만감을 느낄 수 있다. 또한 장속의 유해 물질을 몸 밖으로 배출시키는 작용을 해 체중 감량과 변비 개선에 효과가 있다.

위장 장애가 있는 사람의 ABC(사과, 비트, 당근)주스 ❶

준비 재료(종이컵 기준)

사과 1컵(또는 1과 1/2컵), 비트 1/3컵, 당근 1컵, 물 2/3컵

❶ 사과의 씨 부분을 제거하고 껍질째 깍둑썰기 한다.

❷ 껍질을 벗긴 비트를 깍둑썰기 하여 15분 정도 찐 후 식힌다.

❸ 당근을 껍질째 깍둑썰기 하여 15분 정도 찐 후 식힌다.

❹ 믹서기에 모든 재료를 넣고 간다.

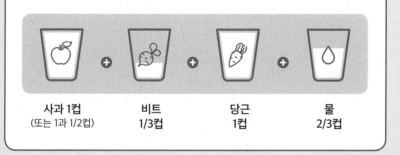

사과 1컵	비트	당근	물
(또는 1과 1/2컵)	1/3컵	1컵	2/3컵

* 건더기가 있어 씹을 수 있는 정도로만 갈아서 죽 형태로 떠먹는다.

위장 장애가 있는 사람의 ABC(사과, 브로콜리, 양배추)주스 ❷

준비 재료(종이컵 기준)

사과 1컵, 브로콜리 1과 1/2컵, 양배추 1과 1/2컵, 물 1/2컵 또는 저지방 우유 1/2컵

❶ 사과의 씨 부분을 제거하고 껍질째 깍둑썰기 한다.

❷ 세척한 브로콜리를 송이와 대로 분리하고 한 입에 먹을 수 있는 적당한 크기로 자른 뒤 찐다.

❸ 찐 양배추를 컵에 담기 편한 크기로 적당히 자른다.

❹ 믹서기에 모든 재료를 넣고 간다. 취향에 따라 레몬즙을 넣어도 좋다.

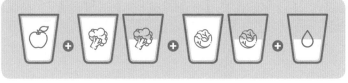

| 사과 1컵 | 브로콜리
1과 1/2컵 | 양배추
1과 1/2컵 | 물 1/2컵
(또는 저지방 우유 1/2컵) |

* 브로콜리는 베이킹 소다와 식초를 1:1 비율로 섞은 것에 뒤집어서 3분 정도 담갔다가 흐르는 물에 세척한다.

* 건더기가 있어 씹을 수 있는 정도로만 갈아서 죽 형태로 떠먹는다.

양배추 찌는 방법

- **스팀으로 찌기**

  찜기에 물을 조금 넣고 끓인 후 김이 올라오면 양배추를 넣고 30초 후 불을 끈다. 뚜껑을 덮은 상태로 5분 정도 둔 후 사용하거나 약불에서 5분 정도 더 쪄도 된다. 물에 넣어 데치는 방법보다 영양소 파괴가 적고 아삭한 식감이 살아 있어 맛있다.

- **뜨거운 물에 익히기**

  떼어낸 양배추를 용기에 담은 뒤 뜨거운 물을 붓는다. 1분 정도 둔 후 물기를 제거하거나 찬물에 한 번 더 헹궈낸 후 사용한다.

APPLE

BEET

CARROT

PART 05

ABC주스가

우리 몸에 주는

선물

ABC주스와
컬러 푸드

매일 한 잔씩, 재료를 씻고 손질하고 갈아서 ABC, ACC, BBC 주스를 먹는다는 것은 여간 힘든 일이 아니다. 하지만 하루 이틀 섭취하다 보면 내가 들인 돈, 시간, 노력이 헛되지 않았음을 느낄 수 있다.

우선 필수 영양소를 채우면서 노폐물은 배출하게 되니 3일 정도 후부터는 더부룩했던 속도 편안해지고 원활한 배변 활동에 도움이 된다. ABC, ACC, BBC주스만 먹는다고 하루아침에 배가 쏙 들어가지는 않겠지만 가벼운 운동을 병행한다면 다이어트 효과를 톡톡히 볼 수 있을 것이다.

빨간색 혈관 서포터즈! 레드푸드

- 주요 성분 : 라이코펜, 안토시아닌
- 효능 : 항암 효과, 면역력 증가, 혈관 강화, 항산화 작용
- 대표 식품 : 사과, 토마토, 석류, 딸기, 수박, 붉은 피망, 고추, 체리, 비트, 라즈베리

노란색 건강을 위한 황금투자! 옐로우푸드

- 주요 성분 : 카로티노이드
- 효능 : 항암 및 항산화 작용, 노화 예방, 면역 기능 향상
- 대표 식품 : 바나나, 호박, 고구마, 살구, 밤, 오렌지, 귤, 파인애플, 당근, 감, 옥수수

초록색 내 몸을 푸르게 푸르게! 그린푸드

- 주요 성분 : 클로로필
- 효능 : 간세포 재생으로 간 건강에 효과, DNA 손상 억제로 암 예방
- 대표 식품 : 짙푸른 녹색 잎 채소, 피스타치오, 콩류, 오이, 샐러리

컬러 푸드라는 것이 있다. 식재료가 가진 고유의 색은 각각의 효능을 가지고 있다는 것인데 파이토케미컬이라고 부르기도 한다. 식물을 뜻하는 파이토Phyto와 화학을 뜻하는 케미컬Chemical이 합성된 말이다.

채소나 과일의 다양한 성분은 파이토케미컬 성분으로 항노

화, 항암, 면역력 증진에 효과가 있다. 특히 ABC주스에는 붉은 사과와 비트 그리고 노란 당근이, ACC주스에는 붉은 사과, 노란 당근, 초록 양배추가, 마지막으로 BBC주스에는 붉은 비트, 노란 바나나, 초록 양배추가 들어 있어 각각의 효능을 가진다. 그럼 구체적으로 어떤 효과를 가지는지 알아보자.

두뇌 활성과 치매 예방

'나 치매 아니야?'라는 말을 하며 기억력 장애에 대해서 지나치게 걱정을 하는 사람들이 많다. '치매=불치병'이라는 인식으로 치매에 대한 공포와 불안감이 있기 때문이다. 그러나 치매와 건망증은 다르다.

건망증은 기억력이 떨어지지만 판단력은 정상적이기 때문에 일상에 지장을 주지 않는다. 하지만 치매는 기억력 감퇴 뿐 아니라 언어 능력, 시공간 파악 능력, 인격 등 정신 능력에 대한 장애가 다양하게 발생하며 지적 기능이 지속적으로 감퇴된다. 치매의 증상이나 종류가 다양하고 지금까지도 왜 발생하는지 확실히 밝혀지지 않았으며 치료법 또한 명확하지 않기 때문에 미리 예방하는 것이 중요하다.

치매는 노인성 치매와 혈관성 치매로 나뉜다. 전반적으로 뇌 기능의 손상을 일으킬 수 있는 모든 질환이 치매의 원인이 될 수 있다. 고혈압이나 당뇨가 있으면 치매 발병률이 올라가는데 뇌의 혈액 순환 장애에 의한 혈관성 치매가 20~30% 정도로 높은 비율을 차지한다.

앞서 말했듯이 치매의 증상과 종류는 다양하고 현재까지 원인을 확실히 알 수 없으며 치료법도 없다. 그렇기 때문에 미리미리 예방해야 한다. 두뇌 회전을 많이 시킬 수 있는 놀이를 하거나 독서를 하는 것이 좋다.

또한 브레인 푸드라고 알려져 있는 비타민, 탄수화물, 미네랄, 단백질이 풍부하게 들어있어 뇌 활동에 도움을 주는 식품을 먹는 것이 좋다. 대표적으로 등 푸른 생선, 견과류, 채소와 비타민, 미네랄이 다량 함유된 바나나를 즐겨먹는 등 건강한 식습관을 가지고 생활해야 한다.

위장과
간 기능 강화

"간 때문이야~ 간 때문이야~ 피로는 간 때문이야~"라는 광고 음악처럼 우리는 매일 간을 혹사시킨다. 간은 제2의 심장이라고 불리며 주로 유해 물질을 해독하고 에너지 대사에 중요한 역할을 한다. 인체가 1000냥이라면 간은 900냥이라는 말도 있다.

간은 내장 기관 중 단일 장기로는 가장 큰데 그 크기가 성인 체중의 1/50에 달할 정도이다. 크기만큼 많은 일을 담당하는 간은 에너지 대사, 소화 흡수, 영양 대사, 혈액 순환, 노폐물 제거 등 그 역할이 500개가 넘는다고 한다. 낮에는 혈액을 거르고 밤에는 독소를 배출하는 일을 한다.

기름진 음식과 술 그리고 비만, 스트레스, 수면 부족 같은 생활 습관은 간 건강을 해친다. 하지만 안타깝게도 간은 침묵의 장기로 70%가 손상되더라도 특별한 증상이 나타나지 않아 간염, 간경화, 간암이 증상으로 나타날 때에는 이미 악화될 대로 악화된 경우가 많다.

그렇기 때문에 미리 간 관리를 하는 것이 중요하다. 간 건강을 위해서 비타민 C, B3, B6, E, 엽산, 칼슘, 필수 아미노산을 섭취해 주는 것이 중요하다.

당근의 비타민 A는 담즙 생성을 늘리고 체내의 독소를 배출하고 간에서 지방을 감소시키는 효과가 있으며, 베타카로틴 성분은 간염으로 인해 손상된 세포를 회복시키는 데 도움을 준다.

간은 해독 작용을 통해 몸 안의 찌꺼기들을 대변과 소변, 땀과 함께 몸 밖으로 배출한다. 몸속에 독성 물질이 많을수록 간 속의 영양소가 많이 소모되기 때문에 제때 해독을 해주는 것이 중요하다.

연소되지 못한 지방은 중성 지방 형태로 간세포에 축적되는데 음식물 등을 통해 섭취한 지방질을 원활하게 처리하지 못하는 경우에는 간에 염증이 쌓여 지방간이 발생한다.

2016년 한 연구에 따르면 당근 주스를 꾸준히 마시면 비알콜

성 지방간을 예방할 수 있다고 한다. 지방간과 간염은 결국 간암으로 이어질 수 있기 때문에 조심해야 한다.

혈액 검사를 통해 간 수치를 측정해볼 수 있는데 간 수치가 높은 사람은 정기적으로 측정해주는 것이 좋다. 더불어 약간 숨이 찰 정도로 하루 10분가량 운동을 하고 올바른 식습관을 갖는다면 유방암, 난소암, 자궁 경부암, 지방간을 회복할 수 있다.

많은 사람들이 소화 불량이나 역류성 식도염 같은 위장 장애에 시달리고 있다. 이런 위장 질환은 생활에 불편함을 줄 뿐 아니라 신체 면역 체계에도 영향을 주기 때문에 위장을 튼튼하게 하는 것이 중요하다.

ACC, BBC주스의 양배추는 위장 건강에 탁월한 재료이다. 양배추에 많이 들어있는 비타민 U는 위의 점막을 보호해 주는데 이는 실제로 위장 치료에 사용되는 성분이다. 양배추의 식이 섬유, 비타민, 미네랄은 위장을 튼튼하게 하고 소화를 돕는다.

면역력
강화

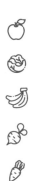

면역이란 감염이나 질병으로부터 대항해 병원균을 죽이거나 무력화하는 것을 말한다. 태어날 때부터 가지고 있는 선천 면역과 예방 접종 등을 통해서 얻은 후천 면역으로 나뉜다. 일반적으로 면역력이 낮은 사람은 바이러스나 세균에 더 잘 감염된다고 알려져 있다.

면역력은 특정한 기관에 국한되어 작용하는 것이 아니라 여러 기관과 세포, 물질이 관여하여 시스템을 이루기 때문에 전반적인 관리가 필요하다. 면역 시스템이 튼튼하면 스트레스에도 대항할 수 있고 바이러스성 전염병이나 알레르기성 질환 예방에도 탁월하다. 비타민 중에서도 비타민 C와 E는 면역력을 높이는 데 특히나 도움을 주는 것으로 알려져 있다.

사과는 칼륨, 비타민 C, 유기산, 펙틴, 플라보노이드 등이 많이 들어있다. 특히 사과에 풍부한 유기산과 비타민 C는 대표적인 항산화 물질로 활성 산소를 없애 혈관 손상을 막아주고, 몸에 쌓인 피로를 풀어주며 면역력을 증진하는 데 좋다.

하지만 비타민 C는 정해진 필요량만 흡수되기 때문에 한번에 많이 먹는다고 면역력이 갑자기 증가되는 것이 아니다. 그렇기 때문에 한꺼번에 많이 섭취하는 것보다 꾸준하게 섭취하는 것이 중요하다.

사과에 들어있는 식이 섬유의 일종인 펙틴은 혈중 콜레스테롤과 혈당 수치를 낮추며 플라보노이드는 활성 산소와 같은 산화 물질을 제거한다. 퀘세틴 성분은 항산화 작용이 뛰어나 항균 및 항바이러스에 효과적이며 각종 오염 물질로부터 폐를 보호한다. 또한 비타민 C는 면역 반응 중에 분비되는 항체의 양과 바이러스와 싸우는 단백질인 인터페론의 생산을 증가시킨다.

당근에는 베타카로틴이 풍부하게 들어있어 면역력을 높이는 데 좋다. 베타카로틴이 체내로 들어오면 비타민 A로 변환되어 몸의 면역 체계를 유지시켜준다. 특히 비타민 A는 당근 반 개만 먹어도 하루 섭취량을 충분히 공급할 수 있으며, 피부와 점막의 세포를 유지시키고 백혈구의 성장과 유지를 도울 뿐 아니라 내장에 존재하는 면역 세포 생산을 돕는다.

바나나에는 비타민 B가 다른 과일보다 10배 이상 들어있어 면역력을 강화하는 데 효과적이다. 바나나 중에서도 검은 점박이가 많은 것이 숙성이 잘된 것이다.

비타민 B는 단백질의 합성과 신진대사에 작용을 하고 백혈구를 강화시켜주며 비타민 E는 백혈구를 포함한 세포막을 보호하는 역할을 한다. 그리고 철분, 아연, 구리 등의 미네랄도 백혈구의 생성과 염증 제거에 기여하며 면역력을 높여준다.

면역력을 높이기 위해서는 적당한 운동, 충분한 수분 섭취와 수면, 건강한 식단을 챙기는 것이 무엇보다 중요하다. 바른 식습관이 면역력을 높일 수 있다.

변비 개선

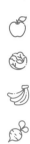

변비란 원활한 배변 운동을 하지 못하는 것으로 배변이 1주일에 2회 미만이거나 배변을 했을 때 굳은 변을 보며 배가 빵빵한 느낌, 복통, 혹은 배변 후에도 변이 남아 있는 듯한 느낌이 동반되는 경우를 말한다.

보통 하루에 한 번 이상 대변을 봐야 한다고 생각하지만 2~3일에 한 번씩 보더라도 대변이 딱딱하지 않고 편하게 배변할 수 있다면 변비라고 생각하지 않아도 된다.

변비가 지속되면 식욕 부진과 소화 불량이 생기고 이는 변비를 악화시키는 악순환의 고리가 시작되는 것이므로 과일, 채소의 식이 섬유와 수분을 충분히 섭취해야 한다. 변비가 생기면 장내 유해균이 증가해 장내 환경이 악화되어 건강을 해치기 때문에 각별한 관리가 필요하다.

당근에는 수용성 섬유소가 풍부하여 변을 부드럽게 하고 배변 활동을 돕는다. 캘리포니아 대학교 연구 자료에서는 실험 참가자들에게 3일간 ABC주스를 섭취하게 한 결과 체중 감소와 연관성이 높은 장내 유익균이 상당히 증식했다고 밝혔다.

앞서 말했듯 장 속에는 유익균과 유해균이 적절한 비율을 이루고 있는데, 중간균은 장내 환경이 좋을 때에는 유익균으로 활동하지만 장내 환경이 좋지 않으면 유해균으로 변하기 때문에 좋은 장내 환경을 유지하도록 노력해야 한다.

특히 글루텐이 많이 들어있는 밀가루 음식을 먹거나 합성 첨가물이 들어있는 음식, 인스턴트 음식을 많이 섭취하는 경우와 식이 섬유 섭취가 부족한 경우에는 유익균은 줄어들고 유해균이 늘어난다. 때문에 유익균의 먹이가 되는 식이 섬유를 섭취하여 면역력과 호르몬 조절에 관여하는 장내 환경을 잘 가꾸는 것이 중요하다.

ABC, ACC, BBC주스에는 물과 만나 대변의 부피를 늘어나게 해 배변을 쉽게 할 수 있게 도와주는 식이 섬유가 많아 음식이 장을 더 부드럽게 통과할 수 있도록 도와준다.

암세포 억제와 예방

우리나라에서는 해마다 5명 중 1명이 암으로 사망하고 있으며 암이 발생하는 빈도 또한 매년 증가하고 있다. 정확한 암 발생 원인은 아직까지 확실하게 밝혀지지 않았으나 보통 유전, 방사선, 대기 오염, 흡연, 음주, 식습관 등이 그 원인으로 알려져 있다.

세계보건기구WHO는 암의 1/3은 예방 활동 실천으로 예방이 가능하고, 1/3은 조기 진단 및 조기 치료로 완치가 가능하며, 나머지 1/3의 암 환자도 적절한 치료를 하면 완화가 가능하다고 말한다.

암의 치료나 조기 발견하기 전에 우리가 할 수 있는 것은 일상생활에서의 예방이다. 미국 암학회에서는 자연 식품에서 영양분을 섭취하는 것을 권장하며 비타민 A, C, E를 적당량 섭취해야 한다고 권고한다.

보건복지부에서 암을 예방하는 10가지 생활수칙인 '국민 암 예방 수칙'은 다음과 같다.

국민 암 예방 수칙

❶ 담배를 피우지 말고 남이 피우는 담배 연기도 피하기
❷ 채소와 과일을 충분하게 먹고 다채로운 식단으로 균형 잡힌 식사하기
❸ 음식을 짜지 않게 먹고 탄 음식을 먹지 않기
❹ 술은 하루 두 잔 이내로만 마시기
❺ 주 5회 이상, 하루 30분 이상, 땀이 날 정도로 걷거나 운동하기
❻ 자신의 체격에 맞는 건강 체중 유지하기
❼ 예방접종 지침에 따라 B형 간염 예방 접종 받기
❽ 성 매개 감염병에 걸리지 않도록 안전한 성생활 하기
❾ 발암성 물질에 노출되지 않도록 작업장에서 안전 보건 수칙 지키기
❿ 암 조기 검진 지침에 따라 검진을 빠짐없이 받기

암을 진단받은 사람들은 대부분 특정 암에 좋다는 음식만 찾아서 먹는다. 물론 특정 암에 좋은 성분이 있을 수는 있겠지만 나쁘다고 하는 음식은 가리고 특정 음식만 과도하게 섭취하면 영양적 균형이 깨져 오히려 몸을 더 상하게 할 수 있다. 그렇기

때문에 암 환자에게 가장 좋은 것은 합성 물질이 아닌 음식 형태로 여러 음식을 골고루 잘 먹는 것이다. 이렇게 암을 예방하는 데에는 건강한 식습관을 유지하는 것이 가장 중요하다.

ABC, ACC주스에 공통적으로 들어있는 사과는 대장암과 유방암을 예방한다. 사과에 들어있는 펙틴은 대장암을 예방하는 지방산을 증가시킨다.

특히 붉은 사과에 풍부하게 들어있는 폴리페놀 성분은 대장에 머무는 동안 장 내의 항암 물질 생성을 돕는다. 사과 같은 과일과 채소에 들어있는 페놀 화합물, 플라보노이드는 항산화 효과를 가지고 암이 자라는 것을 억제하는 작용을 한다.

당근은 후두암, 식도암, 전립선암, 유방암, 자궁암 예방에 도움이 된다고 알려져 있다. 베타카로틴, 팔카리놀* 성분이 암세포를 억제시키기 때문이다.

ACC주스의 양배추에는 유방암, 난소암, 자궁 경부암, 폐암, 대장암, 전립선암 등 다양한 암을 예방하는 성분이 많이 들어있

- - - - - - - - - - - - - - - - - -

* 팔카리놀 당근에 들어 있는 천연 살충 성분이자 항암 물질이다.

다. 일주일에 한 번씩 양배추를 섭취한 연구에서는 대장암 발병률이 섭취하지 않은 사람보다 66%나 감소했다는 결과가 나왔다. 또한 ABC주스와 BBC주스의 바나나는 껍질에 작고 검은 반점이 많을수록 항암 효과가 8~10배 이상 증가한다.

당뇨병
예방과 관리

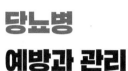
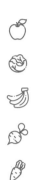

인스턴트, 패스트푸드 등 서구화된 식습관으로 인해 우리나라 성인 10명 중 1명은 당뇨병 환자일 만큼 너무나도 흔한 성인병이 되었다. 흔하게 너도 나도 있기 때문에 가볍게 생각할 수도 있지만 합병증의 위험이 있어 결코 가볍게 넘겨서는 안 되는 병이다.

당뇨병 환자 중 88.7%는 하나 이상의 다른 질환을 동반하고 있는데, 그 중 고혈압이 50.3%, 비만이 50.0%, 이상 지질 혈증이 47.1%이다. 당뇨 합병증은 혈관이 지나가는 모든 자리에 생길 수 있다. 눈에는 망막 병증이 생겨 실명이 될 수 있고, 신장에 합병증이 생기면 혈액 투석이 필요할 수도 있으며 발에 궤양이 생기면 당뇨병성 족부 병증이 생겨 발이 썩을 수도 있다. 이처럼 당뇨는 머리끝부터 발끝까지 안심할 수 없게 한다.

당뇨병이 발생하면 혈액 속에는 포도당이 필요 이상으로 많이 있지만 장기 내 세포로 전달되지 못하여 피곤함을 느끼며 체중이 감소한다. 풍요 속의 빈곤이라고 할 수 있다.

당뇨의 대표적인 증상은 물을 많이 마시는 다음多飮, 소변을 자주 보는 다뇨多尿, 갈증이 많이 일어나는 다갈多渴이다. 소위 3다三多 현상이라고도 한다.

일반적으로 당뇨가 있는 사람은 과일을 먹으면 안된다고 생각할 수 있지만 사과에는 펙틴 성분이, 바나나에는 코로솔산 성분이 있어 혈당을 조절하는 역할을 한다. 당근의 카로티노이드, 비트의 베타인은 당뇨를 예방하는 데 효과적이며, 식이 섬유가 많이 들어 있는 주스의 경우 소장에서 당의 흡수를 지연시켜 혈당이 급격하게 상승하는 것을 억제하는 데 도움이 되기 때문에 당뇨에 좋다고 한다. 시중에서 판매되는 과일 주스에는 당분이 포함되어 있기에 당뇨 환자에게는 좋지 않다.

당뇨는 평생 관리해야 하는 만성 관리 질환이다. 그렇기 때문에 당뇨병을 미리 예방하거나 당뇨병을 관리하기 위해서는 건강한 생활 습관부터 시작해야 한다.

나이가 들어감에 따라 근육량은 점점 줄어드는데 '근육이 줄어든다'는 말은 근육 내에 포도당을 저장할 공간이 없어진다는 말이다. 저장할 공간이 없으니 우리가 섭취한 탄수화물이나 당에서 나온 포도당은 혈액 내에 당 수치를 높이게 되는 것이다.

그래서 식이 요법과 운동 요법을 병행해 생활 습관을 고치는 것이 중요하다. 탄수화물에서 나온 포도당이 에너지로 사용되지 못하면 몸속에서 지방으로 바뀌기 때문이다.

인슐린 저항성이 떨어지면서 혈당 조절 능력이 점점 떨어지는 전당뇨 사람과 지금 당뇨병이 없다고, 지금 내가 가지고 있는 당뇨병은 당장 문제가 되지는 않는다는 안일한 생각으로 관리를 소홀히 하는 사람에겐 언젠가는 합병증의 무서움이 찾아온다.

부모 둘 다 당뇨가 있으면 자녀가 당뇨가 있을 확률은 30%, 부모 중 한 명만 당뇨가 있을 경우의 확률은 15%이다. 비만이 아니더라도 유전적인 요인, 생활 습관 등으로 당뇨가 생길 수 있기 때문에 미리미리 관리를 하는 것이 중요하다.

어렵지 않다. 식습관 교정과 운동 요법을 함께하면 건강하게 앞으로 50년 이상 함께할 수 있다.

심혈관계
질환 예방

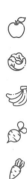

　심혈관계 질환이란 고혈압, 협심증, 뇌졸중, 각종 심장 질환 등을 말한다. 이는 주로 심장과 동맥에 발생하는 질환으로 전 세계적으로 사망 원인 중 높은 비율을 차지한다. 특히나 앞서 언급한 당뇨병 환자가 심혈관계 질환을 함께 동반하는 경우에는 당뇨가 없는 사람보다 심혈관계 질환으로 인한 사망률이 2~4배 정도 높다.

　한 보험 회사의 통계에 따르면 성인이 가장 두려워하는 병은 암 다음으로 고혈압이라고 한다. 건강 상태를 확인할 수 있는 가장 중요한 척도가 혈압이기 때문에 건강한 노년을 위해서는 혈압 관리를 잘 하는 것이 중요하다.

당뇨병의 만성 합병증 중 하나인 고혈압은 당뇨병이 오래 지속되어 큰 혈관과 작은 혈관에 변화가 일어나서 좁아지거나 막히면서 생긴다. 편안하게 안정된 상태에서 최고 혈압 140mmHg 이상, 최저 혈압 90mmHg 이상이면 고혈압이라고 한다.

심혈관계 질환은 동맥에 발생하는 질환으로 전 세계적으로 가장 높은 사망원인으로 꼽히며 유병률이 30%나 되고 30~40대 젊은 층에서도 적지 않게 발생한다. 특히나 젊은 사람들은 본인이 고혈압이 있더라도 인지하지 못하는 경우가 대부분이기 때문에 문제가 된다.

더불어 사람들은 나이에 상관없이 고혈압이 생기면 평생 약을 먹어야 한다는 인식 때문에 고혈압 치료에 대한 부담감을 가진다. 유전적인 요인이나 연령 때문에 고혈압이 생기기도 하지만 비만, 스트레스, 흡연 등도 그 원인이 될 수 있기 때문에 생활 습관 개선으로도 혈압 조절을 시도해볼 수 있다.

고혈압을 예방하려면 적정 체중을 유지할 수 있도록 매일 30분 이상 운동을 하며 음식은 되도록 싱겁게 먹고 채소를 많이 섭취하는 것이 중요하다.

심근 경색은 흔히 동맥 경화증 때문에 혈액 순환에 장애가 생겨 쇼크 상태가 되는 것이다. 동맥 경화증은 주로 심장, 뇌, 하지에 혈액을 공급하는 혈관에 생긴다.

비트를 섭취한 실험군의 혈관 탄력이 증가했다는 연구와 혈압을 낮추었다는 연구를 근거로, 비트가 고혈압 환자에게 효과가 있을 수 있다는 결론이 도출된다. 겨울철에는 뇌졸중으로 인한 사망률이 높아지지만 여름에는 체내 수분이 줄어들면서 혈액 점성이 떨어지고 끈적해진 혈액이 혈액 흐름을 방해해 혈관을 파손시켜 뇌졸중이 발생하게 된다. 심혈관계 질환을 예방하기 위해서는 채소, 견과류, 콩과 비트를 섭취하는 것이 좋다.

나쁜
콜레스테롤 감소

혈액에 들어있는 콜레스테롤 양을 콜레스테롤 수치라고 한다. 주기적으로 콜레스테롤 수치를 측정하는 사람들은 잘 알겠지만 총콜레스테롤 200mg/dL 미만, 중성 지방 150mg/dL 미만, LDL콜레스테롤 130mg/dL 미만, HDL콜레스테롤 40mg/dL 이상을 정상 범위라고 한다.

콜레스테롤은 지방질의 일종으로 우리 몸에서 꼭 필요하다. 호르몬 분비 뿐 아니라 간의 담즙을 생산해내고 세포가 잘 유지될 수 있게 도와준다. 그러나 콜레스테롤의 균형이 깨지면 동맥경화증의 원인이 되기 때문에 관리하는 것이 중요하다.

LDL콜레스테롤은 저밀도 콜레스테롤, 흔히 '나쁜 콜레스테롤'이라고 한다. LDL이콜레스테롤 수치가 높을수록 심장 발작 같은 심장 질환과 관련된 위험성이 높아진다. 최근 연구에서는 콜레스테롤 수치가 높은 사람이 정상 수치가 되면 심장병 발생률과 사망률이 30~40% 낮아지며 5년 안에 뇌졸중(중풍)이 발생할 위험성도 30%나 낮출 수 있다고 한다.

반대로 HDL콜레스테롤은 고밀도 콜레스테롤, '좋은 콜레스테롤'이라고 한다. 좋은 콜레스테롤은 혈액 속에 있는 나쁜 콜레스테롤을 없애는 역할을 하기 때문에 수치가 높을수록 관상 동맥 질환의 위험성이 낮아진다.

죽상 경화증이란 동맥 내피 손상으로 죽종 또는 죽상종이라고 불리는 조직이 자라나 혈관이 좁아지고 혈액이 원활이 흐르지 못하게 되는 것이다. 혈액 내 혈전이 죽상 동맥 경화가 일어난 뇌동맥을 막으면 뇌경색, 관상 동맥을 막으면 심근 경색이라고 한다.

이를 예방하기 위해서는 혈당과 혈압을 조절하는 등의 관리가 필요하다. 이상 지질 혈증은 특별한 증상이 없기 때문에 주기적으로 검사를 해주는 것이 필요하다.

콜레스테롤을 낮추는 데 좋은 음식은 쌀, 잡곡과 같은 곡류,

어육류, 달걀흰자, 참기름, 들기름과 같은 식물성 유지류, 마늘, 양파 그리고 비트, 당근, 양배추와 같은 신선한 채소나 사과, 바나나 같은 과일 등이 있다.

반면 콜레스테롤을 높이는 나쁜 음식으로는 볶음밥, 라면, 버터, 돼지기름, 마요네즈, 잡채, 튀김류 등이 있어 주의하는 것이 좋다. LDL콜레스테롤 수치를 낮추기 위해서는 적절한 체중을 유지하면서 운동과 식이 요법을 함께 하는 것이 중요하다.

신장 질환 완화

　신장은 주먹만한 크기로 강낭콩 모양을 하고 있다. 양쪽을 합쳐 300g 밖에 안될 정도로 작은 장기이지만 신장은 1분 동안 90~120ml 정도의 혈액을 걸러 몸의 노폐물을 소변으로 배설하는 역할을 하며 수분과 염분의 균형을 조절한다.

　신장에 이상이 생길 때까지는 뚜렷한 증상이 없는 경우가 대부분이다. 피로감이 느껴지고 평소에 기운이 없거나 집중력이 떨어지고 식욕이 감퇴하거나 밤에 쥐가 잘 나고 발과 발목이 잘 붓거나 피부가 건조하고 소변을 자주 보는 등의 증상이 나타날 때가 있다. 하지만 뚜렷한 증상은 투석이나 이식이 필요한 말기 신부전이 되어서야 나타난다.

비트에는 알카로이드* 성분이 풍부해 이뇨 작용을 돕고 붓기를 가라앉히고 노폐물을 배출하는 데 탁월하다.

신장 질환이 있는 사람은 신장 부담을 줄이기 위해 바나나, 참외, 수박, 토마토, 멜론과 같이 칼륨이 많은 과일보다는 사과, 포도, 오렌지 같이 상대적으로 칼륨이 적은 과일을 섭취하는 것이 좋다.

----

* 알카로이드   식물체 속에 들어 있는 질소를 포함한 염기성 유기 화합물이다.

피부 활력과
탈모 예방

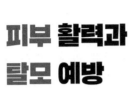

‖ 피부

나이가 들면서 콜라겐의 생성량이 자연스럽게 줄어든다. 콜라겐을 섭취하기 위해 우리는 콜라겐이 함유된 화장품을 사서 얼굴에 듬뿍 올리고 잠을 청한다. 그런데 정말 콜라겐 화장품을 얼굴에 바르면 내 피부의 콜라겐이 차올라서 광고처럼 속부터 채워지는 밝은 피부를 가질 수 있을까?

콜라겐은 단백질의 일종으로 우리 몸의 피부, 힘줄, 혈관 등에 분포해 있다. 세포마다 크기가 다른데 단백질은 크기가 커서 몸으로 충분히 흡수되지는 않는다. 세포는 일반적으로 세포막을 통해서 물질을 흡수하는데, 콜라겐이 피부 겉에서 속으로 흡수되기 위해서는 콜라겐의 크기 자체가 아주 작아야 가능하다.

족발, 닭발, 돼지 껍데기에 콜라겐이 많이 들어 있다며 피부 미용을 위해 섭취하기도 하는데, 돼지 껍데기 같은 육류 콜라겐은 극히 소량이며 흡수율도 단 2%에 불과하다. 또한 음식으로 콜라겐을 섭취하게 되면 콜라겐은 아미노산이라는 형태로 분해되어 온몸을 떠돌아다닌다. 물론 그중 일부는 콜라겐으로 다시 합성될 수도 있겠지만 꼭 족발과 닭발이 아니더라도 콜라겐을 섭취할 수 있다는 것이다.

그리고 콜라겐은 오히려 다른 단백질에 비해서 소화가 잘 되지 않아 먹는 양의 90% 이상이 그대로 배출되기 때문에 우리가 콜라겐 섭취를 위해서 먹는 족발과 닭발은 쫄깃한 식감과 맛으로 먹는 것이 좋겠다.

콜라겐의 흡수가 잘 될 수 있도록 도와주는 비타민 C가 많이 들어있는 사과, 당근, 양배추와 같은 음식으로 콜라겐 생성을 촉진하고 피부에 활력을 주는 것이 더 효과적이다. 비타민 A, B, C, E, K는 피부 뿐 아니라 나이가 들면서 생기는 반점, 잡티, 여드름에 긍정적인 영향을 준다.

당근의 베타카로틴은 강력한 산화 방지제 중 하나이기 때문에 피부가 노화되거나 건조해지는 것을 막고 라이코펜 성분은 자외선으로부터 손상되기 쉬운 피부를 보호한다.

‖ 탈모

나이가 들었다고 무조건 탈모가 생기는 것은 아니다. 그러나 최근에는 연령대와 성별에 상관없이 탈모를 걱정하는 사람들이 늘고 있다.

주로 스트레스로 인해 발생하는 원형 탈모부터 두피 문제 때문에, 임신과 출산으로 인해, 노화 때문에, 이렇게 다양한 원인으로 탈모가 발생한다. 젊은 사람들은 탈모를 부끄러워해서 감추려고만 하는데, 우선 탈모를 질병으로 인식하고 원인을 찾아 해결하려는 노력이 필요하다.

올바른 두피 관리도 필요하지만 달걀, 견과류, 해조류, 채소를 섭취하는 것이 필요하다. 특히 비타민 A가 많이 들어있는 채소나 과일은 모발과 두피를 윤이 나게 해주고 건조해지는 것을 방지한다. 철분 또한 탈모에 효과가 있다.

인슐린 과다는 호르몬의 불균형을 가져와 탈모를 유발할 수 있기 때문에 혈당이 급격하게 상승하는 것을 막아야 한다. ABC,

ACC, BBC주스와 같이 섬유질이 풍부한 음식은 혈당이 급격하게 상승하는 것을 막아준다.

포화 지방이 많은 음식과 술은 염증을 유발하고 피지 분비를 촉진시켜 탈모를 악화시키기 때문에 주의해야 한다.

APPLE

BEET

CARROT

닥터유가 알려주는

ABC주스의

궁금증

매일 먹어도 괜찮은가요?

당연하죠! 매일 아침 공복에 ABC주스를 마시고 1시간 이후 아침 식사를 하면 됩니다. 공복에 ABC, ACC, BBC주스를 마시면 비타민, 미네랄 같은 영양소의 흡수율을 최대로 끌어올릴 수 있고 우리 몸에 필요한 영양소를 빠르게 공급하기 때문에 하루를 상쾌하게 시작할 수 있습니다.

뿐만 아니라 식이 섬유가 들어있기 때문에 위장 활동이 촉진되어 배변 활동도 원활하게 할 수 있습니다. 평소 변비가 있는 사람이라면 이것만으로도 매우 만족스러운 효과를 보실 수 있습니다.

하지만 주의할 점이 있습니다. 사과나 당근은 괜찮지만 비트의 사용량을 반드시 지켜야 합니다. 비트가 가지고 있는 불용성 옥살산 성분은 몸속에서 칼슘과 반응해 결정을 만들기 때문에 많은 양을 먹을 경우 신장 결석이 생길 위험이 있습니다. 또한 복통이나 설사를 유발할 수 있어 비트의 양 조절이 필요합니다. 사과 또한 그 자체의 열량이 높아서 많이 먹을 때 주의해야 합니다. 본인의 건강 상태에 따라 양을 조절하시면 좋습니다.

사과나 당근이 들어가서 살이 찔 것 같아요

사과와 당근을 달달하다고 느끼기 때문에 살이 찌지 않을까 걱정하는 사람들도 있을 것입니다. 게다가 과일은 소화 흡수가 빨라 주스나 스무디로 만들게 되면 혈당이 높아지는 것은 아닌지 걱정하는 사람도 있을 것입니다.

이렇게 '과일은 달기 때문에 설탕 덩어리일 거다, 무조건 피해야 한다'고 생각하는 사람들이 있는데, 과일의 당분은 과육 상태여서 흡수가 천천히 진행되어 혈당이 급격히 올라가지 않습니다. 게다가 식이 섬유와 비타민, 미네랄 등 많은 영양소를 포함하고 있기 때문에 적당량 섭취하면 오히려 몸에 좋습니다.

많은 가정에서는 밥을 먹고 후식으로 과일을 먹는데 이렇게 배부르게 식사를 한 후 먹는 과일은 우려하는 대로 체중을 늘게 할 수 있습니다.

공복에 섭취해도 괜찮은가요?

공복에 섭취하면 일반적으로 위산으로 인한 파괴를 막아 각종 비타민과 영양소의 미네랄 흡수력이 높아집니다. 그렇다면 ABC, ACC, BBC주스를 마시기에 가장 좋은 시간은? 정답은 아침입니다.

아침에 업무가 많은 직장인, 학업에 집중해야 하는 수험생 등은 탄수화물을 주로 사용하는 두뇌 활동을 위하여 적절한 탄수화물의 섭취도 중요합니다. 때문에 ABC, ACC, BBC주스를 먹은 후에는 꼭 아침 식사를 하시는 게 좋습니다. 식사 대용으로는 추천하지 않고, 보조의 형태로 양을 조절하여 드시면 좋습니다.

단기간에 효과를 원하거나 매일 먹는 열량을 줄이거나 조절하여 체중과 체형을 조절하시는 분이라면 아침 공복이 가장 좋고, 전반적으로 식사량을 유지하면서 건강을 챙기는 분이라면 점심 식사 전에 먹는 것도 도움이 됩니다. 하지만 점심 대용으로 섭취해도 되고 평일에 주스를 먹는 것이 조금 힘들다면 토요일이나 일요일 한 끼 대용으로 먹는 것도 좋습니다.

건더기를 다 먹어야 하나요?

주스를 만들 때는 착즙기를 사용하면 안 되고, 믹서기나 블렌더를 사용해서 재료의 식이 섬유를 함께 먹어야 합니다. 이렇게 갈면 사실 주스라기보다는 걸쭉한 죽 같은 형태가 되는데, 이를 아침 공복 상태에서 마시거나 수저로 떠먹으면 됩니다.

ABC주스가 인기를 끌다 보니 시중엔 이 재료들을 분말로 만든 제품도 나와 있지만 이 경우엔 사과, 당근, 비트의 식이 섬유를 먹을 수 없어서 제대로 된 효과를 보기는 힘들겠습니다.

주스를 마시고 설사를 해요

　ABC, ACC, BBC주스를 드시고 설사를 한다면 처음에는 150~200ml 정도 마시면서 몸과 장이 적응할 수 있도록 시간을 주는 것이 좋습니다. 섬유소에 민감하여 다른 종류의 채소를 먹고 무른 변이나 설사를 하는 분의 경우 당근과 비트를 찜기에 15분 정도 쪄서 갈아 먹는 것도 좋습니다.

속이 더부룩하고 방귀 냄새도 독해졌어요

평소에도 가스가 자주 차서 복부 통증을 느끼시는 분인가요? 그렇다면 내가 평소에 어떤 식습관을 가지고 있었는지 돌아보는 것이 중요합니다. 평소에 쌀, 빵, 떡과 같은 탄수화물을 주로 섭취하고 설탕이 들어가 있는 음식을 주로 먹다가 ABC, ACC, BBC 주스를 먹으면 속이 더부룩하고 가스가 차는 느낌을 받을 수 있습니다.

특히 평소에 식이 섬유를 잘 먹지 않다가 갑자기 식이 섬유가 풍부하게 들어있는 음식을 먹으면 장내 환경이 변하느라 더 많이 가스가 생기게 됩니다. 부글부글 배에 가스가 차고 방귀 냄새가 독하게 느껴진다면 부작용이 아니니 소화 기관을 건강하게 개선할 수 있도록 처음부터 많이 섭취하지 말고 조금씩 자주 규칙적으로 섭취하며 점점 양을 늘려가는 방법을 추천합니다.

비트를 매일 섭취해도 부작용이 없나요?

비트를 매일 섭취해도 부작용은 없지만 주의할 점이 있습니다. 사과나 당근은 괜찮지만, 비트의 사용량을 반드시 지켜야 합니다. 비트가 가지고 있는 불용성 옥살산 성분 때문인데요, 이 성분은 몸속에서 칼슘과 반응해 결정을 만들기 때문에 많은 양을 먹을 경우 신장 결석이 생길 위험이 있습니다. 또 복통이나 설사를 유발할 수 있어 비트의 양 조절을 잘해야 합니다.

다만 비트를 섭취하면 소변이 분홍색이나 자주색으로 붉게 보이는 비트뇨를 보는 경우가 있는데 이는 부작용이 아니라 비트의 천연색에 영향을 받기 때문입니다. 특히 철분이 부족하거나 과잉된 상태라면 붉은 색의 소변이 나올 수 있습니다.

이러한 현상은 건강상 특별한 문제가 없는 것으로 밝혀졌으나 개인적인 차이가 있을 수 있어 주치의와의 상담이 필요합니다. 가끔은 대변색이 붉게 보일 수 있으나 이 또한 문제되지는 않습니다.

하지만 혈압이 낮은 사람이 비트를 섭취하면 혈압이 너무 낮아질 수도 있고 신장 결석이 자주 생기는 사람이라면 결석이 더 잘 생길 수도 있으니 주의가 필요합니다.

독소는 배출하고 싶고 살은 빼고 싶지 않아요

디톡스 과정을 통해 체중이 감량되는 건 불필요한 살이 빠지기 때문입니다. 그래서 마른 비만인 사람이라도 대부분 디톡스를 하면 셀룰라이트가 제거되면서 전반적으로 고른 체지방을 지닌 체형으로 변화됩니다.

실제로 우리나라에서 마른 비만인 분들이 대사 질환, 특히 제2형 당뇨 등으로 진단되는 경우가 적지 않습니다. 체중이 감소하거나 보이는 체형이 마른 것이 중요한 게 아니라 본인 건강나이에 맞는 근육량을 유지하고 전반적인 내장 지방, 체지방을 유지하거나 줄이는 것이 건강 유지에 중요하다고 할 수 있습니다.

초등학생이 먹어도 되나요?

아이들에게 해가 될 것은 없습니다. 오히려 성장기 아이들에게 꼭 필요한 영양 성분이 풍부합니다. 비트를 아이들에게 안전하게 먹이려면 살짝 쪄서 준비하는 것이 가장 좋은 방법입니다. ABC, ACC, BBC주스를 만들기 전에 찜기를 이용하여 찐 비트를 사과, 당근과 함께 믹서기에 간다면 비타민 A와 베타카로틴의 생체 이용률도 높일 수 있어 좋습니다.

비트는 미국에서는 이르면 생후 6개월, 일반적으로는 생후 10개월 이후 이유식으로 추천될 만큼 흔합니다. 그러나 질산염과 관련해 여러 정보를 고려하면 주치의 또는 소아청소년과 전문의에게 조언을 구하고 먹이는 것이 보다 안전합니다.

임신에 영향을 미칠 수 있나요?

임신부는 질산염에 더 민감하기 때문에 비트 안에 들어 있는 질산염이 문제를 일으킬 수도 있다는 보고가 있습니다. 특히 임신 후반기에 질산염이 메트헤모글로빈*을 증가시킬 수 있다고 합니다.

질산염 과다 섭취로 인한 메트헤모글로빈 혈증이 발생하는 경우 전신의 힘이 빠지고 어지러운 증세, 입술과 눈 주변의 피부가 푸른 회색빛을 띠는 경우도 있습니다.

이러한 경우는 거의 없지만 만일 비트의 미량의 질산염이 걱정된다면 비트 대신 양배추를 넣은 ACC주스로 임신 중 변비 예방과 영양 공급을 하는 것도 좋은 방법입니다.

----

* 메트헤모글로빈   철이 산화되어 산소 결합을 할 수 없는 상태의 혈색소이다.

사과는 저녁에 먹으면 독이 되지 않나요?

저녁에 먹는 사과가 몸에 좋지 않다는 말은 저녁에 먹으면 위장에 무리가 갈 수 있어 생긴 말입니다. 위염, 위궤양, 등 위장 질환이 있는 사람이 아니고서는 해당되지 않기 때문에 안심하고 먹어도 됩니다.

사과를 먹지 못하면 어떻게 하죠?

　과일을 먹으면 뱃속에 가스가 차는 것 같고 속이 더부룩한 복부 통증을 겪는 사람들이 있습니다. 특히 평소 과민성 대장 증후군이 있는 분이거나 장이 예민한 분이라면 복부에 가스가 조금만 차도 극심한 통증을 느낄 수 있습니다.

　이는 과일에 들어있는 과당과 소비톨이 염증과 가스를 만들어 내기 때문입니다. 이럴 경우 과당이 모두 소화될 수 있도록 천천히 섭취하거나 수분을 섭취하는 등 더욱 신경을 써야 합니다.

　사실 가스는 숨 쉬고 음식을 섭취하고 소화시키는 과정 중 자연스럽게 생겨나는 것입니다. 그러나 이를 잘 배출하지 못하는 분들을 위해 사과 대신 바나나를 넣고 비트와 당근으로 만드는 BBC주스를 드시는 것을 추천합니다.

비트 흙냄새 때문에 못 먹겠으면 어떡하죠?

비트는 특유의 흙냄새가 나기도 합니다. 이를 싫어하는 분들에게는 ACC주스를 권해드립니다. ACC주스에는 비트 대신 양배추가 들어갑니다.

이때 비트의 붉은 색을 생각하여 자색 고구마나 자색 감자를 넣어도 되겠다고 생각하시는 분도 있을 겁니다. 그러나 구황작물인 고구마와 감자는 탄수화물이기 때문에 ACC주스의 취지에 맞지 않습니다. ABC, ACC, BBC주스의 핵심은 탄수화물을 줄이고 섬유소를 섭취함으로써 노폐물을 배출하는 것이기 때문입니다.

비트 대신 양배추를 넣으면 양배추의 달달한 맛 덕분에 목넘김이 더 수월해집니다. 또한 위장이 좋지 않은 사람, 신장 결석이 있었던 사람도 쉽게 마실 수 있습니다.

바나나를 빈속에 섭취하면 안 좋은가요?

빈속에 바나나를 섭취하면 좋지 않다는 이야기가 있습니다. 일반적으로 건강에 이상이 없는 성인이라면 크게 문제가 되지 않습니다. 그러나 저혈압이나 심장 질환을 가지고 있는 분이라면 바나나가 포함되어 있지 않은 ABC, ACC주스를 추천드립니다.

신장 기능이 떨어진 상태에서는 바나나의 칼륨이 전해질 이상을 발생시킬 수 있기 때문입니다. 주치의와 상의하고 드시면 더욱 좋습니다.

내 몸은 나만의 것이 아니기에

지금까지 ABC, ACC, BBC주스의 효능 그리고 저탄고지 식단에 대해 알아보았다. 특정 질환을 치료하기 위한 목적으로 실시하는 것도 좋지만 미래의 건강한 내 모습을 위해, 현재 건강을 지키기 위해 ABC, ACC, BBC주스를 섭취하고 식단 조절을 하는 것이 나를 진정으로 사랑하는 방법일 것이다.

우리는 나이가 들어감에 따라 조금만 움직여도 피곤함을 느낀다. 신체적인 피곤함 말고도 예전에는 나뭇잎 굴러가는 모습만 봐도 친구와 하루 종일 웃으며 이야기를 했던 것 같은데 이제는 반복되는 일상 속에서 권태로움을 느낀다.

그런 일상 속에서 봄, 여름, 가을을 지나 겨울을 거치며 우리는 한 살 한 살 나이를 먹어가고 신체와 정신적인 변화를 겪는다. 평균 수명은 점점 늘어나고 의학과 사회가 발전하는 만큼 새로운 질병도 생겨난다.

내년에도 계속될 우리의 아름다운 인생을 위해 지금부터 ABC, ACC, BBC주스와 함께 내 몸을 건강하게 가꾸는 것을 추천한다.

우리 남은 인생에서 오늘이 가장 아름답고 젊은날이며 내 몸은 나만의 것이 아니다. 나를 사랑하는 사람 그리고 내가 사랑하는 사람을 위해서 내 건강을 챙기는 것이다. 나는 나를 사랑해주는 사람에게 꼭 필요한 사람이기 때문이다.

하루를 채우는 건강 ABC, ACC, BBC주스로 나를, 그리고 내가 사랑하는 사람을 지켜보자.

사랑하는 사람이 내게 말했다.
내가 필요하다고

그래서
나는 스스로를 돌보고
걸을 때 발밑을 조심하고
한낱 떨어지는 빗방울에도
맞아 죽지 않을까 염려한다.
　　　　　　　　—〈아침저녁으로 읽을 것〉 베르톨트 브레히트

참고 문헌

논문, 자료

· Tine Louise Launholt, Christina Blanner Kristiansen, Peter Hjorth, Safety and side effects of apple vinegar intake and its effect on metabolic parameters and body weight: a systematic review, European Journal of Nutrition, 2020.

· S Park, HK Son, HC Chang, JJ Lee, Effects of Cabbage-Apple Juice Fermented by Lactobacillus plantarum EM on Lipid Profile Improvement and Obesity Amelioration in Rats, 2020, 12(4)

· 심봉섭 · 이봉진, 미용기능식품 시장동향, 2019, 23-37

· 신나미 · 김수진 · 최지원, 과체중 · 비만 중년여성의 내장지방형비만에 따른 대사성 건강과 염증 지표 및 식습관의 비교, 2018, 219

· Discrete physiological effects of beetroot juice and potassium nitrate supplementation following 4-wk sprint interval training, 2018.

· Jang Byeong-Ju A Study on Food Service Users' Detox Life, Food Therapy, Intention of Eating-out Behavior and Quality of Life, Journal of Tourism and Leisure Research, 2018, 30(5):397-415

· Raúl Domínguez, Eduardo Cuenca, José Luis Maté-Muñoz, OrcID,Pablo García-Fernández, Noemí Serra-Paya, María Carmen Lozano Estevan, OrcID,Pablo Veiga Herreros, Manuel Vicente Garnacho-Castaño, OrcID, Effects of beetroot juice supplementation on cardiorespiratory endurance in athletes, A systematic review, Nutrients, 2017, 9(1)

· Eun-mi Kim, Effects of Extraction Methods on Antioxidative Properties of Carrot, Apples, and Blueberry Juices, 2017, 23(3):166-173

· 남재현, [남서방의 처방전] 내장지방이 더 무섭다, 2016, (2):58-59

· Melania Gaggini, Chiara Saponaro, Amalia Gastaldelli, Not all fats are created equal: adipose vs. ectopic fat, implication in cardiometabolic diseases, Horm Mol Biol Clin Invest 2015, 22(1):7-18

· Kim Ki Jin, How are Responses of Inflammatory Markers to an Increased Visceral Fat in Non-obese Middle-aged Male Subjects, Journal of Living Science Research, 2014, 40:139-147

· 김용서, 언제나 건강 : 서로 다른 옛날병 "현대병", 2014, 4:108-109

· Soon-Mi Shim ,Dual Effect of Detox Food Ingredients on Lipolysis and Antioxidation, 2013, 18(1):25-28

· T P Wycherley, G D Brinkworth, J B Keogh, M Noakes, J D Buckley, P M Clifton, Long-term Effects of Weight Loss With a Very Low Carbohydrate and Low Fat Diet on Vascular Function in Overweight and Obese Patients, 2010, 267(5):452-61

· Kim Ki-jin·Ahn Na-Young·Hong Chang-Bae, Effects of visceral ovesity on metabolic syndrome, Health & Sports Medicine, 2007, 9(2):41-48

· Seong-Gyu Ko, Abdominal Obesity as a Risk Factor of Lacunar Infarction in Korean Women, Korean J Orient.Int, Med, 2003, 24(3):616-625

· J Robertson, W G Brydon, K Tadesse, P Wenham, A Walls, M A Eastwood, The effect of raw carrot on serum lipids and colon function, The American Journal of Clinical Nutrition, 1979. 32(9): 1889-1892

도서

· 주부의벗사, 김수정 옮김, 《마음껏 먹고 쭉쭉 빠지는 저탄수화물 다이어트 레시피》, 윌컴퍼니, 2019년.

· 리나 네르트뷔 아우렐 · 미아 글라세, 김성훈 옮김, 《음식을 처방해드립니다》, 반니, 2018년.

· 마크 E. 윌리엄스, 김성훈 옮김, 《늙어감의 기술》, 현암사, 2017년.

· 지미 무어 · 에릭 C. 웨스트먼, 이문영 옮김, 《지방을 태우는 몸》, 라이팅하우스, 2017년.

· 경미니, 《주스 & 스무디》, 덴스토리(DESTORY), 2016년.

· 헤더 안트 앤더슨, 이상원 옮김, 《아침식사의 문화사》, 니케북스, 2016년.

· 한국여성민우회, 《뚱뚱해서 죄송합니까?》, 후마니타스, 2013년.

· 우에모리 미오, 이소영 옮김, 《마흔, 뱃살과의 전쟁》, 스타일조선, 2013년.

· 박준상, 《1박 2일 디톡스》, 라온북, 2013년.

웹사이트

국내

· http://www.rda.go.kr(농촌진흥청)

· https://www.mfds.go.kr(식품의약품안전처)

해외

· www.carrotmuseum.com

면역력을 올리고 내장 지방을 잡는

기적의 ABC주스

펴낸날   초판 1쇄 2020년 5월 28일
            2쇄 2020년 6월 30일

지은이   유병욱

펴낸이   강진수
편집팀   김은숙, 백은비
디자인   임수현

인 쇄   ㈜삼립인쇄

펴낸곳   (주)북스고 **출판등록** 제2017-000136호 2017년 11월 23일
주 소   서울시 중구 퇴계로 253 (충무로 5가) 삼오빌딩 705호
전 화   (02) 6403-0042 **팩 스** (02) 6499-1053

ⓒ 유병욱, 2020

• 이 책은 저작권법에 따라 보호를 받는 저작물이므로 무단 전재와 무단 복제를 금지하며,
  이 책 내용의 전부 또는 일부를 이용하려면 반드시 저작권자와 (주)북스고의 서면 동의를 받아야 합니다.
• 책값은 뒤표지에 있습니다. 잘못된 책은 바꾸어 드립니다.

ISBN   979-11-89612-65-8   13510

이 도서의 국립중앙도서관 출판예정도서목록(CIP)은 서지정보유통지원시스템 홈페이지(http://seoji.nl.go.kr)와
국가자료종합목록시스템(http://kolis-net.nl.go.kr)에서 이용하실 수 있습니다. (CIP제어번호 : CIP2020020727)

책 출간을 원하시는 분은 이메일 booksgo@naver.com로 간단한 개요와 취지, 연락처 등을 보내주세요.
Booksgo 는 건강하고 행복한 삶을 위한 가치 있는 콘텐츠를 만듭니다.

건강한 성인을 위한 ABC주스

준비 재료(종이컵 기준)

사과 1컵(또는 1과 1/2컵), 비트 1/3컵, 당근 1컵, 물 1/2컵

❶ 사과, 비트, 당근은 껍질째 깍둑썰기 한다.

❷ 믹서기에 모든 재료를 넣고 간다.

* 각각의 재료는 익히지 않은 날것으로 사용한다.

건강한 성인을 위한 ACC주스

준비 재료(종이컵 기준)

사과 1/2컵, 당근 1컵, 양배추 1컵(또는 2컵), 물 1/2컵

❶ 사과, 당근은 껍질째 깍둑썰기 하고 양배추는 채 썬다.

❷ 믹서기에 모든 재료를 넣고 간다.

* 각각의 재료는 익히지 않은 날것으로 사용한다.

절취선

건강한 성인을 위한 BBC주스

준비 재료(종이컵 기준)

바나나 반 개, 비트 1/4컵, 당근 1/2컵, 물 1/2컵 또는 저지방 우유 1/2컵

❶ 바나나는 껍질을 까서 반 개 준비하고 비트, 당근은 껍질째 깍둑썰기 한다.

❷ 물이나 저지방 우유 중 취향에 맞게 1/2컵 넣는다.

❸ 믹서기에 모든 재료를 넣고 간다. 취향에 따라 레몬즙을 넣어도 좋다.

* 각각의 재료는 익히지 않은 날것으로 사용한다.

당뇨가 있는 사람의 ABC(사과, 비트, 당근)주스 ❶

준비 재료(종이컵 기준)

사과 1컵(또는 1과 1/2컵), 비트 1/2컵, 당근 1/2컵, 물 1/2컵

❶ 사과의 씨 부분을 제거하고 껍질째 깍둑썰기 한다.

❷ 껍질을 벗긴 비트를 깍둑썰기 한다.

❸ 당근은 껍질째 깍둑썰기 한다.

❹ 믹서기에 모든 재료를 넣고 간다.

* 비트는 섭취 후 개인의 반응과 취향에 따라 깍둑썰기 하여 15분 정도 찐 후 식혀서 사용한다.

* 건더기가 있어 씹을 수 있는 정도로만 갈아서 죽 형태로 떠먹는다.

당뇨가 있는 사람의 ABC(사과, 비트, 양배추)주스 ❷

준비 재료(종이컵 기준)

사과 1컵(또는 1과 1/2컵), 비트 1/2컵, 양배추 1컵(또는 1과 1/2컵), 물 1/2컵

❶ 사과의 씨 부분을 제거하고 껍질째 깍둑썰기 한다.

❷ 껍질을 벗긴 비트를 깍둑썰기 한다.

❸ 씻은 양배추를 컵에 담기 편한 크기로 적당히 자른다.

❹ 믹서기에 모든 재료를 넣고 간다.

* 비트는 섭취 후 개인의 반응과 취향에 따라 깍둑썰기 하여 15분 정도 찐 후 식혀서 사용한다.

* 건더기가 있어 씹을 수 있는 정도로만 갈아서 죽 형태로 떠먹는다.

당뇨가 있는 사람의 ABC(사과, 바나나, 양배추)주스 ❸

준비 재료(종이컵 기준)

사과 1컵(또는 1과 1/2컵), 바나나 반 개, 양배추 1컵(또는 1과 1/2컵), 물 1/2컵 또는 저지방 우유 1/2컵

❶ 사과의 씨 부분을 제거하고 껍질째 깍둑썰기 한다.

❷ 바나나는 껍질을 까서 반 개 준비한다.

❸ 씻은 양배추를 컵에 담기 편한 크기로 적당히 자른다.

❹ 믹서기에 모든 재료를 넣고 간다.

* 건더기가 있어 씹을 수 있는 정도로만 갈아서 죽 형태로 떠먹는다.

고혈압이 있는 사람의 ABC주스(사과, 비트, 당근)주스 ❶

준비 재료(종이컵 기준)

사과 1컵(또는 1과 1/2컵), 비트 1/3컵, 당근 1컵, 물 1/2컵

❶ 사과의 씨 부분을 제거하고 껍질째 깍둑썰기 한다.

❷ 껍질을 벗긴 비트를 깍둑썰기 한다.

❸ 당근은 껍질째 깍둑썰기 한다.

❹ 믹서기에 모든 재료를 넣고 간다.

* 비트는 섭취 후 개인의 반응과 취향에 따라 깍둑썰기 하여 15분 정도 찐 후 식혀서 사용한다.

* 건더기가 있어 씹을 수 있는 정도로만 갈아서 죽 형태로 떠먹는다.

고혈압이 있는 사람의 ABC(사과, 비트, 양배추)주스 ❷

준비 재료(종이컵 기준)

사과 1컵(또는 1과 1/2컵), 비트 1/3컵, 양배추 1과 1/2컵(또는 2컵) 물 1/2컵

❶ 사과의 씨 부분을 제거하고 껍질째 깍둑썰기 한다.

❷ 껍질을 벗긴 비트를 깍둑썰기 한다.

❸ 씻은 양배추를 컵에 담기 편한 크기로 적당히 자른다.

❹ 믹서기에 모든 재료를 넣고 간다.

* 비트는 섭취 후 개인의 반응과 취향에 따라 깍둑썰기 하여 15분 정도 찐 후 식혀서 사용한다.

* 건더기가 있어 씹을 수 있는 정도로만 갈아서 죽 형태로 떠먹는다.

위장 장애가 있는 사람의 ABC(사과, 비트, 당근)주스 ❶

준비 재료(종이컵 기준)

사과 1컵(또는 1과 1/2컵), 비트 1/3컵, 당근 1컵, 물 2/3컵

❶ 사과의 씨 부분을 제거하고 껍질째 깍둑썰기 한다.

❷ 껍질을 벗긴 비트를 깍둑썰기 하여 15분 정도 찐 후 식힌다.

❸ 당근을 껍질째 깍둑썰기 하여 15분 정도 찐 후 식힌다.

❹ 믹서기에 모든 재료를 넣고 간다.

* 건더기가 있어 씹을 수 있는 정도로만 갈아서 죽 형태로 떠먹는다.

위장 장애가 있는 사람의 ABC(사과, 브로콜리, 양배추)주스 ❷

준비 재료(종이컵 기준)

사과 1컵, 브로콜리 1과 1/2컵, 양배추 1과 1/2컵, 물 1/2컵 또는 저지방 우유 1/2컵

❶ 사과의 씨 부분을 제거하고 껍질째 깍둑썰기 한다.

❷ 세척한 브로콜리를 송이와 대로 분리하고 한 입에 먹을 수 있는 적당한 크기로 자른 뒤 찐다.

❸ 찐 양배추를 컵에 담기 편한 크기로 적당히 자른다.

❹ 믹서기에 모든 재료를 넣고 간다. 취향에 따라 레몬즙을 넣어도 좋다.

* 건더기가 있어 씹을 수 있는 정도로만 갈아서 죽 형태로 떠먹는다.